TEi qu’En dit « autiste »

Le syndrome d’Asperger expliqué aux enfants

Claire GRAND

Toi qu'on dit « autiste »

Le syndrEme d'Asperger expliqué aux enfants

L'Harmattan

DU MÊME AUTEUR

Toi qu'on dit « surdoué », L'Harmattan, 2011

5-7, rue de l'ÉcEle-PElytechnique ; 75005 Paris
http://www.librairieharmattan.cEm
diffusiEn.harmattan@wanadEE.fr
harmattan1@wanadEE.fr
ISBN : 978-2-296-96818-9
EAN : 9782296968189

À Reno et Rémi qui m'ont fait connaître cette différence et m'ont donné envie d'en savoir plus.

La photo de couverture m'a été offerte par Pascal Chevallier, que je remercie. Cette photo pourrait signifier qu'il est possible d'être différent tout en étant formidable.

Quant aux dessins, c'est moi qui les ai dessinés.

Introduction

Ce livre parle de l'autisme et surtout d'une forme légère d'autisme qui s'appelle le syndrome d'Asperger. Je l'ai écrit pour tous les autistes qui savent lire et pour leurs parents.

Si tu lis ce livre, c'est parce que tu sais que tu es autiste ou que tu as le syndrome d'Asperger. On dit que tu es « Asperger ». Il y a aussi des gens qui disent que tu es « Aspie ». C'est un autre mot pour parler de ceux qui ont le syndrome d'Asperger. Dans ce livre, je parle à tous les enfants autistes mais surtout à ceux qui ont le syndrome d'Asperger parce que les enfants autistes ne savent pas tous lire alors que les enfants Asperger savent lire. Ce livre est aussi écrit pour les autistes de haut niveau parce qu'ils ressemblent aux Asperger.

Tu sais que tu es Asperger, mais tu ne sais pas vraiment ce qu'est le syndrome d'Asperger. Très peu de gens savent ce que c'est. Tu sens que tu es différent des enfants de ton école et tu ne les comprends pas bien. Tu as du mal à parler avec eux, à te faire des amis et tu ne sais pas pourquoi.

J'ai écrit ce livre pour t'expliquer en quoi tu es différent des autres et pourquoi tu es différent. Mon but est de t'aider à mieux comprendre qui tu es, comment tu penses et comment pensent les autres.

Je souhaite aussi t'aider à t'aimer comme tu es et à avoir confiance en toi. Être différent ne veut pas dire « être moins bien que les autres ». Tu n'es pas moins bien, tu n'es pas fou, tu n'es pas anormal, tu n'es pas nul. Tu as seulement une façon différente d'être, de penser et de comprendre les choses.

Enfin, je voudrais t'aider à te sentir mieux avec les autres, avec tous ceux qui ne sont pas Asperger. Tu sais bien que tu dois vivre dans un monde où les gens ne sont pas Asperger et ne te comprennent pas. Et pourtant, tu dois vivre dans ce monde-là, avec nous.

C'est important que tu apprennes à te sentir bien dans ce monde. Tu peux réussir à te sentir bien avec nous parce que, finalement, tu es un peu différent, mais tu es quand même comme nous, tu veux la même chose : tu veux être heureux et avoir des amis. Nous voulons la même chose. Tu es seulement un peu différent, mais ce n'est pas si grave. Tu peux trouver ta place dans ce monde parce que c'est ton monde. Tu peux te faire apprécier et te sentir bien.

Comme beaucoup d'autres Asperger, tu peux devenir un adulte épanoui et avoir une vie normale. J'espère que ce livre t'aidera à y arriver.

Première partie

C'est quoi être autiste ?

L'autisme et le syndrome d'Asperger

Le syndrome d'Asperger fait partie de l'autisme. C'est un autisme très léger. Il ressemble un peu au vrai autisme, mais il est beaucoup moins grave. L'autisme et le syndrome d'Asperger sont des handicaps. Un handicap est une maladie ou une différence qui empêche de faire les choses comme les autres personnes.

La différence entre l'autisme et le syndrome d'Asperger, c'est qu'un enfant autiste est un enfant très handicapé et qu'il sera plus tard un adulte très handicapé. Un enfant Asperger est un peu handicapé aussi, mais il peut avoir une vie normale, aller à l'école et apprendre. Un autiste de haut niveau est un autiste qui est très intelligent, ce qui lui permet aussi de surmonter son handicap. Un Asperger et un autiste de haut niveau peuvent devenir des adultes différents, mais pas vraiment handicapés.

Un handicap rend les choses plus difficiles, mais n'empêche pas d'avoir une vie heureuse. Un dyslexique, par exemple, est considéré comme un enfant handicapé. Pour lui, c'est plus difficile de lire et de savoir écrire sans faire de faute d'orthographe. Il doit faire beaucoup d'efforts pour réussir à l'école. Pour un Asperger, c'est plus difficile de parler aux autres et de les comprendre. Il doit faire beaucoup d'efforts pour comprendre les gens, les supporter et apprendre à se comporter correctement.

Qu’est-ce que l’autisme ?

L’autisme est un handicap neurologique d’origine génétique. Ça veut dire que quelque chose ne fonctionne pas bien dans le cerveau et que l’enfant est né comme ça. C’est génétique, c’est écrit dans ses gènes. Le cerveau des autistes n’arrive pas bien à reconnaître et à comprendre toutes les informations qui arrivent jusqu’à lui : ce que les oreilles entendent, ce que les yeux voient, ce que la peau touche. De plus, ses yeux voient trop de choses, ses oreilles entendent trop de choses en même temps et sa peau ressent le contact trop fort, ça peut faire mal et ça fait peur.

Sur dix mille enfants, il y en a environ trois qui sont autistes. Ce sont surtout des garçons. Il y a quatre fois plus de garçons autistes que de filles autistes.

En 1943, le psychiatre Léo Kanner a été le premier à décrire l’autisme. Il a appelé « autistes » les enfants qui ne pouvaient pas parler aux autres et les comprendre, qui restaient tout le temps seuls et qui s’intéressaient à très peu de choses. Un enfant autiste donne l’impression de n’être avec personne. Il n’est qu’avec lui-même. Le mot « autisme » vient du mot grec « autos » qui veut dire « soi-même » ou « lui-même ». L’enfant autiste est tout seul avec lui-même.

L’enfant autiste est tout seul, il ne regarde pas les autres, ne semble pas les voir, ne s’y intéresse pas. Il préfère regarder et s’intéresser aux objets qu’aux gens. Il préfère les objets parce qu’ils sont toujours pareils. Un objet ne change pas de forme. Les gens ne sont pas comme les objets, ils bougent et leur visage n’est pas toujours pareil. L’enfant autiste n’arrive pas à reconnaître les gens et ne comprend pas ce qu’il voit sur leur visage.

Il ne sait pas s'ils sont gentils ou méchants, s'ils vont lui faire du mal. Il ne peut pas prévoir ce qu'ils vont faire et ça lui fait peur. Il préfère donc être avec des objets parce qu'il peut prévoir ce qui va se passer : les objets ne vont pas lui faire de mal parce que les objets ne sont pas méchants et ne font rien.

L'enfant autiste a très souvent une intelligence très faible. Ce n'est pas pareil pour les Asperger et les autistes de haut niveau qui sont intelligents, très intelligents ou même surdoués.

L'enfant autiste voit tout ce qui se trouve autour de lui, mais il ne voit qu'une chose à la fois. Ça lui donne beaucoup de travail de tout voir et ça le fatigue beaucoup. Et surtout, il n'arrive pas bien à comprendre ce qu'il voit parce qu'il ne voit que des détails, il ne peut pas voir une chose en entier. Par exemple, s'il voit le visage de quelqu'un, il voit son nez, puis ses yeux, puis sa bouche puis peut-être son grain de beauté, ses cheveux. Il ne voit pas le visage en entier. C'est pour ça qu'il ne le reconnaît pas et qu'il ne peut pas savoir si la personne est contente ou en colère. Pour reconnaître un visage, il faut le voir en entier. L'enfant autiste ne voit pas les choses en entier, il voit des détails. Son monde ressemble à plein de petits morceaux de choses qu'il voit l'un après l'autre. C'est pareil pour ce qu'il entend : il entend des mots les uns après les autres et ne sait pas les mettre ensemble pour savoir ce que veut dire la phrase. À chaque mot, il voit une image dans sa tête mais certains mots n'ont pas d'image alors il ne comprend pas ce qu'on lui dit.

L'enfant autiste comprend mieux ce qu'il voit que ce qu'il entend. Dans sa tête, il y a des images et des photos, mais très peu de mots. Il reconnaît mieux les choses qu'il voit.

C'est pour ça qu'on montre des images aux enfants autistes pour leur faire comprendre ce qu'ils doivent faire. Si on veut leur dire de se taire, on leur montre une image où un enfant met son doigt devant sa bouche. Si on dit : « Chut, tais-toi », ils comprennent moins bien. Ils comprennent certains mots, on peut leur parler et ils peuvent apprendre à parler, mais il y a beaucoup de mots qu'ils ne comprennent pas. Il vaut mieux leur parler avec des images, comme s'ils étaient sourds. C'est un peu comme si leur cerveau était sourd, il ne reconnaît pas les sons et les mots que les oreilles entendent.

Beaucoup d'enfants autistes ne parlent pas du tout ou très peu. Certains répètent ce qu'ils ont entendu, mais ne savent pas ce que ça veut dire. Les mots ou les phrases que l'enfant autiste répète plusieurs fois, ça s'appelle des « écholalies ».

L'enfant autiste peut rester plusieurs heures à ouvrir et fermer une boîte ou à faire tourner un objet sur lui-même. Il aime faire des choses qui se répètent. Ça le rassure de voir qu'il se passe toujours la même chose. Il a très peur de ce qu'il ne peut pas prévoir. S'il voit que l'objet tourne toujours de la même façon, ça le rassure et il adore rester des heures à faire ça. Au contraire, il a très peur des choses nouvelles, par exemple, les gens qu'il ne connaît pas. Il n'aime pas du tout qu'on change les objets ou les meubles de place. Il n'aime pas qu'on fasse quelque chose qui n'est pas prévu. Si le jeudi, on va à la piscine et que ce jeudi-là, on va ailleurs, ça lui fait très peur. Il aime aussi se balancer d'avant en arrière, ça le détend et le rassure.

L'enfant autiste est très sensible. Il entend les bruits très forts et il entend des bruits que les autres n'entendent pas. Les bruits l'agressent.

Même si on ne veut pas lui faire de mal, il ressent de l'agressivité, il se sent attaqué par tous ces bruits. Si on le touche, il sent très fort qu'on le touche, ça peut lui faire peur ou lui faire mal. S'il est dans la cour de récréation et qu'il y a beaucoup d'enfants qui courent, il y a trop de choses à voir et tout bouge. Ça le fatigue beaucoup. C'est pour ça qu'il a des réactions parfois violentes : il crie, il tape, il se tape la tête contre le mur. C'est une façon de calmer l'espèce de tempête qu'il y a dans sa tête à cause de tous ces bruits et cette agitation autour de lui.

L'enfant autiste ne peut pas imaginer des choses qu'il ne connaît pas ou ne voit pas. Il ne peut pas faire semblant de faire quelque chose, il ne peut pas imaginer une histoire. Il ne peut pas jouer à faire comme s'il est un gendarme ou jouer à la poupée en faisant comme s'il est la maman. Il a aussi beaucoup de mal à imiter. Si on lui montre comment faire quelque chose, il peut difficilement faire pareil.

Qu'est-ce que le syndrome d'Asperger ?

Dans le chapitre sur les enfants autistes, tu as peut-être reconnu des difficultés que tu as, toi aussi. Par exemple, tu as du mal à reconnaître les autres et à les comprendre. Il y a plusieurs points communs entre l'autisme et le syndrome d'Asperger, mais tout est beaucoup plus facile pour toi que pour un autiste.

Le syndrome d'Asperger est un trouble neurologique qui fait partie de l'autisme et qui est dû à un mauvais fonctionnement du cerveau. Il a été décrit pour la première fois par le pédiatre autrichien Hans Asperger, en 1943.

Il peut avoir plusieurs causes. Souvent, c'est un problème génétique, c'est écrit dans les gènes avant la naissance. Ça peut aussi venir d'un problème au moment de la naissance : le bébé est un peu coincé et manque d'oxygène. Son cerveau est abimé par le manque d'oxygène et ne fonctionne plus correctement. Ça peut aussi être un microbe qui attaque le cerveau du bébé ou une allergie à un aliment, le lait par exemple. C'est très difficile de dire pourquoi un enfant est Asperger. En tout cas, si tu es Asperger, ce n'est pas de ta faute ni de celle de tes parents.

Il y a beaucoup plus de garçons que de filles qui sont Asperger. C'est plus rare pour les filles.

Le syndrome d'Asperger n'est pas une maladie psychiatrique. Ce n'est pas de la folie. Il y a quelques années, c'est ce qu'on croyait : les psychiatres pensaient que l'enfant était autiste parce que sa mère ne s'était pas bien occupé de lui ou parce qu'elle ne l'avait pas aimé assez. Maintenant, on sait que c'est complètement faux. L'autisme n'est pas causé par la mère. C'est un problème de fonctionnement du cerveau.

Le syndrome d'Asperger n'empêche pas d'être intelligent, de comprendre des notions compliquées, des leçons de mathématiques ou de science. Les enfants Asperger peuvent être de bons élèves à l'école et faire de grandes études. À l'âge adulte, certains dessinent des moteurs d'avions. Des avions volent grâce à eux. D'autres travaillent dans la science, réfléchissent beaucoup. Ce syndrome est parfois aussi appelé « autisme de haut niveau », mais il y a une différence entre les deux : l'autiste de haut niveau n'a pas une intelligence très faible comme les autres autistes.

Il est très intelligent, mais il a quand même beaucoup de mal à apprendre à parler, alors qu'un Asperger apprend à parler aussi tôt qu'un autre enfant. À l'âge adulte, les autistes de haut niveau sont souvent un peu plus handicapés que les Asperger.

Le syndrome d'Asperger n'empêche pas de bien voir ou de bien entendre, mais de bien organiser et interpréter les perceptions : ce qui est entendu et vu. Les oreilles des enfants Asperger entendent bien. Leurs yeux voient bien. C'est leur cerveau qui a du mal à comprendre ce qui est entendu et ce qui est vu.

Tout ça sera détaillé dans les chapitres suivants.

Qu'est-ce que ça change d'être Asperger ?

Les enfants Asperger ont surtout des problèmes pour comprendre les autres, communiquer avec les enfants et avoir des copains. Ils ont aussi du mal à comprendre ce qu'on leur dit en parlant ou en faisant des expressions sur notre visage.

C'est difficile de communiquer

Communiquer, ça signifie : dire des choses, écouter les autres et leur répondre. Il y a plusieurs façons de communiquer. On peut communiquer avec des mots, avec des regards, des gestes, des expressions sur le visage (On a une tête triste ou contente) et même avec une façon de souffler qui veut dire, par exemple, qu'on est impatient ou, au contraire, soulagé.

Le problème de communication est un des plus gros problèmes des autistes et des Asperger. Comme l'enfant autiste, l'Asperger a du mal à communiquer, à parler avec les autres, à leur dire des choses avec des mots ou avec son visage. Mais ces difficultés sont beaucoup moins sévères que pour un autiste.

Contrairement à un autiste, l'Asperger n'est pas enfermé dans son monde, il veut communiquer, mais il ne sait pas bien comment faire. Chez les autistes et les Asperger, les difficultés pour communiquer sont causées en partie par une agnosie, c'est-à-dire une incapacité à reconnaître les visages et comprendre les expressions du visage. Comme l'enfant autiste, l'Asperger voit le monde en détails, en morceaux séparés. Lorsqu'il regarde un visage, il voit un nez, des yeux, une bouche, mais il ne peut pas les mettre ensemble pour voir un visage entier. Un jeune enfant Asperger reconnaît une personne qu'il connait par sa voix et sa façon de bouger et non pas en regardant son visage. Parfois, il ne reconnaît pas un parent sur une photo ou si celui-ci est assis immobile et qu'il ne parle pas. Il a aussi beaucoup de mal à reconnaître les personnes qu'il ne voit pas souvent.

L'enfant Asperger ne peut pas non plus reconnaître les expressions sur les visages : un visage content, un visage triste, un visage étonné, un visage méchant. Il ne peut pas savoir si l'autre est gentil ou s'il a envie d'être méchant. Il ne peut pas prévoir si l'autre va être gentil avec lui ou lui faire mal. Il ne peut pas savoir s'il est en sécurité, ce qui est très angoissant et l'oblige à se méfier de tout le monde.

Il ne peut pas se mettre à la place d'une personne, imaginer ce qu'elle ressent, ce qu'elle pense et encore moins comment elle pourrait réagir : il n'a pas d'empathie.

L'empathie, c'est la capacité à se mettre à la place de quelqu'un, à imaginer ce qu'il ressent, à savoir comment il pense et à comprendre pourquoi il le pense.

Un Asperger ne sait pas trop reconnaître les sentiments. Il ne reconnaît pas les sentiments des autres et il ne reconnaît pas bien non plus ses sentiments à lui. Il ne comprend pas bien ce qu'il ressent. Il a besoin de beaucoup de temps pour comprendre ce qu'est « être triste » ou « être content » ou avoir envie de quelque chose. Alors qu'un autre enfant expérimente ces sentiments sans se poser de question, un Asperger doit apprendre volontairement à les reconnaître, en observant, en réfléchissant, en analysant : « Quand Paul avait cette tête-là, il a dit qu'il était triste. Si Théo a aussi cette tête-là, il doit aussi être triste. ». « Quand je ressens ça, on me dit que j'ai une tête triste. Aujourd'hui, je ressens la même chose, je suis sûrement triste. Être triste, ça veut dire ressentir ça ».

Un Asperger doit apprendre à reconnaître les sentiments et les émotions comme si c'était une langue étrangère : il doit apprendre à reconnaître et comprendre les expressions du visage, le ton de la voix, les différents soupirs, les silences, les sous-entendus. Certains devront attendre des années pour arriver à connaître enfin les émotions de base, les reconnaître chez eux et chez les autres. Il faut parfois attendre que l'enfant ait 8 ou 10 ans pour l'entendre dire qu'il aime ou qu'il n'aime pas faire quelque chose, pour qu'il dise qu'il a envie de faire quelque chose. Cette incapacité à comprendre les émotions humaines et leurs expressions empêche l'enfant Asperger de savoir comment communiquer avec les autres, surtout les enfants de son âge. Avec les adultes, c'est plus facile, il parle des sujets qui le passionnent. L'adulte l'écoute et l'encourage à discuter. Il arrive à s'adapter à l'enfant Asperger, mais c'est moins facile pour les enfants.

Finalement, comme c'est trop compliqué de communiquer et de comprendre les autres, les enfants Asperger préfèrent souvent rester seuls.

C'est difficile de tout comprendre

L'enfant Asperger parle bien, il a beaucoup de mémoire et de logique. Je pourrais même dire qu'il a énormément de mémoire et qu'il est très intelligent.

Il est donc capable de produire un langage bien construit et riche, avec un vocabulaire recherché. Il connaît beaucoup de mots et les utilise très bien. Il parle un peu comme un adulte. On croit qu'il maîtrise correctement le langage et qu'il comprend tout ce qu'on lui dit, mais c'est faux. Il ne comprend que ce qui est bien exprimé. Quand on veut dire quelque chose mais qu'on ne le dit pas correctement, il ne comprend pas. Par exemple, lorsqu'on dit : « Je n'en reviens pas » au lieu de « C'est incroyable, je n'arrive pas à le croire », il comprend mal.

C'est difficile de faire plusieurs gestes en même temps.

L'enfant Asperger est maladroit. Il écrit lentement et ça lui demande beaucoup d'efforts. Son professeur ou ses parents demandent parfois un ordinateur pour l'aider à mieux travailler en classe. Au lieu d'écrire avec un stylo, il tape sur le clavier de l'ordinateur. Il doit quand même apprendre à écrire au stylo parce que c'est important de savoir écrire avec sa main. Mais comme c'est difficile et que ça le fatigue, il peut écrire sur l'ordinateur quand il travaille, ça l'aide à aller plus vite et à moins se fatiguer.

Comment sont les Asperger ?

C'est facile de reconnaître un Asperger quand on connaît ce syndrome parce que les Asperger se comportent tous un peu de la même façon. Mais il arrive parfois qu'un enfant soit Asperger et que personne ne le sache. C'est possible parce que ses parents et ses professeurs ne connaissent pas le syndrome d'Asperger ou parce que ses problèmes sont légers. Il se comporte d'une façon un peu bizarre. Il est souvent seul. Il n'aime pas trop parler, mais il est gentil avec les autres et joue parfois avec eux. Il y a aussi des enfants Asperger qui sont surdoués et ça les aide à se débrouiller pour mieux comprendre les autres et mieux communiquer. Alors, on ne voit pas qu'ils sont Asperger. Je parlerai des surdoués plus loin, dans un autre chapitre.

Voici une description des enfants Asperger dans laquelle tu te retrouveras sûrement :

* À l'école, l'enfant Asperger est presque toujours seul. Il ne va pas vers les autres enfants et parle surtout aux adultes.

* Il a très peu de centres d'intérêt. Il ne s'intéresse qu'à un ou deux sujets qui le passionnent. Il n'a envie de parler que de ces sujets et veut tout savoir dessus. Par exemple, il peut être passionné par les étoiles ou par les fourmis. J'en connais aussi qui sont passionnés par les publicités, ou les tracteurs. Un enfant Asperger s'intéresse beaucoup à un ou deux sujets, mais le reste ne l'intéresse pas tellement.

* Sa communication est particulière. Il parle très bien, avec un vocabulaire recherché, avec des mots d'adultes, mais il ne comprend pas tout ce qu'on lui dit, surtout lorsqu'il y a des expressions ou des choses qui sont mal dites.

Il ne nous regarde pas dans les yeux. Le ton de sa voix est étrange. On dirait qu'il parle comme un enfant étranger qui a un accent.

* L'enfant Asperger peut être hypersensible à plusieurs choses. Les bruits peuvent le gêner, il les entend trop forts ou en entend trop. Il entend tous les bruits, même ceux que les autres n'entendent pas, même ceux qui ne servent à rien. Il peut être gêné par la lumière ou par certaines couleurs qui lui font mal aux yeux. Il peut être gêné par les odeurs qui sont trop fortes pour lui. Il peut être gêné quand on le touche. Il sent trop fort qu'on le touche et ça peut lui faire mal. À d'autres moments, il ne sent pas la douleur. Il peut être gêné par certaines textures, certains tissus qui le grattent ou des aliments qui sont désagréables dans la bouche parce qu'ils sont peut-être trop durs, trop poudreux ou trop mous. C'est pour ça que l'enfant Asperger ne peut pas manger certains aliments : il n'en supporte pas le goût, la texture, l'odeur ou la couleur.

* Il est sensible aussi à ce qu'on dit ou ce qu'on fait. Il ne supporte pas ce qui est injuste, par exemple quand lui ou un autre enfant est puni alors que ce n'était pas lui qui a fait la bêtise.

* Il a besoin que les choses soient correctes. Il ne comprend pas qu'un enfant désobéisse ou ne fasse pas comme le professeur a demandé. Il ne comprend pas que quelqu'un fasse quelque chose qui est interdit. L'Asperger respecte les règles et les consignes. Il ne comprend pas que les autres ne fassent pas comme lui. Il suit les règles parce que ça le rassure de savoir ce qu'il peut faire et ne pas faire.

* Il dit la vérité et ne sait pas dire des mensonges. Il ne sait pas imaginer un mensonge.

Il n'arrive pas à penser à quelque chose qui n'existe pas, à une chose qu'il n'a pas faite. Il ne peut donc pas inventer des mensonges.

* Il dit ce qu'il pense, même si ça peut vexer quelqu'un ou le rendre triste. Il ne sait pas qu'on ne doit pas dire à un gros qu'il est gros, à un enfant pas très beau qu'il est laid ou, à une personne âgée, qu'elle est vieille. Il ne pense pas que ça peut faire de la peine parce qu'il ne connaît pas très bien les émotions (triste, content...) et parce qu'il a du mal à deviner ce que les autres pensent. C'est pour ça qu'il ne sait pas qu'il y a des choses qu'il ne faut pas dire, des paroles qui peuvent faire de la peine, rendre triste la personne qui les entend.

* Il aime faire des choses qu'il sait faire et qu'il fait souvent parce que ça le rassure. Il n'aime pas les changements et les choses qui ne sont pas prévues.

* Il est persévérant et peut être perfectionniste. Ça veut dire que lorsqu'il veut faire quelque chose, il va prendre son temps pour bien réussir et va recommencer jusqu'à ce que ce soit parfait. Parfois, il gomme une lettre qu'il trouve mal écrite, même si elle est belle. Il veut qu'elle soit encore plus belle. Ça lui fait perdre du temps et le fatigue, mais il n'arrive pas à se convaincre que sa lettre est assez belle. Pour lui, c'est grave qu'elle ne soit pas parfaite.

* Il a une intelligence importante, mais souvent différente. Il a du mal à résumer, à voir et comprendre les choses en entier. Par contre, il se débrouille très bien avec les choses séparées. Il y a des enfants Asperger qui reconnaissent toutes les notes quand ils entendent une musique. Ils sont très doués pour jouer d'un instrument de musique parce que leur cerveau reconnaît bien les notes les unes après les autres.

Il y a des enfants Asperger qui sont très bons en calcul mental. Ils peuvent travailler avec les chiffres dans leur tête rapidement.

* L'enfant Asperger voit et entend tout, une chose après l'autre. C'est pour ça que beaucoup d'Asperger ont du mal à se concentrer, à faire attention. Ils sont en train de travailler en classe et pensent à autre chose. Ils ne font plus attention à l'exercice qu'ils sont en train de faire, alors ils perdent du temps et font des erreurs.

* Il croit facilement tout ce qu'on lui dit. Les enfants de son école en profitent parfois pour s'amuser à lui faire croire n'importe quoi, pour se moquer de lui, lui faire peur ou lui faire faire des bêtises. Il ne sait pas repérer les mensonges, il ne peut pas distinguer le vrai du faux.

L'enfant Asperger a aussi des qualités :

* Il ne ment pas et ne cherche pas à faire ce qui est interdit ni à désobéir.

* Il est très intelligent et a beaucoup de mémoire. Il peut donc apprendre beaucoup de choses.

* Il n'est pas violent, n'aime pas se battre et est très gentil. S'il frappe un enfant, c'est parce qu'il a été effrayé ou qu'il s'est senti agressé. Il ne frappe jamais pour le plaisir de faire mal.

Les enfants Asperger sont différents et les études sur le cerveau nous permettent maintenant de comprendre pourquoi. Dans les chapitres suivants, je vais détailler pourquoi l'enfant Asperger ne peut pas communiquer et comprendre comme les autres.

Une façon différente de penser

Une pensée en détails et en images

Un enfant Asperger est intelligent. Il entend bien et voit bien, mais son cerveau ne comprend pas bien ce que les yeux voient et ce que les oreilles entendent. Le cerveau des autistes et des Asperger reconnaît mal les images et les mots parce qu'il ne voit que les détails. Si un Asperger regarde une personne, il ne la « voit » pas en entier. Ses yeux fonctionnent bien et lui envoient la bonne image. Les yeux voient la personne entière, mais le cerveau découpe cette image en petits morceaux. Par exemple, l'Asperger voit une main, le nez, les yeux, la bouche. Tous ces détails se suivent et ne peuvent pas être mis ensemble pour pouvoir reconnaître la personne. Les Asperger ont beaucoup de mal à regarder quelqu'un et dire qui c'est, même si c'est une personne qu'ils connaissent bien. Ils ont besoin de l'entendre ou la voir bouger pour la reconnaître : ils reconnaissent sa voix ou sa façon de bouger. C'est pareil lorsqu'ils entendent une phrase. Ils comprennent chaque mot l'un après l'autre. Si la phrase n'est pas claire, ils ne peuvent pas la comprendre. Dans la phrase « Occupe-toi de tes oignons », si l'enfant Asperger comprend les mots séparément, l'un après l'autre, la phrase ne veut pas dire grand-chose. Il y a peu de chance que celui qui l'entend soit en train de s'occuper d'oignons.

La phrase veut dire : « Occupe-toi de ce qui te concerne » et ne peut être comprise que si on la reconnaît en entier. Si on reconnaît un mot à la fois, ça ne veut rien dire.

Chez les autistes et les Asperger, le cerveau organise mal les perceptions. Qu'est-ce qu'une perception ? C'est ce qu'on perçoit. C'est ce qu'on reçoit comme information : ce qu'on entend, ce qu'on voit, ce qu'on sent quand on touche quelque chose avec sa peau ou avec sa langue. Quand on voit un objet, le cerveau reçoit une information : les yeux lui « disent » qu'ils voient l'objet, les yeux « montrent » l'objet au cerveau. Nous reconnaissons l'objet, nous voyons sa forme, sa couleur, nous savons comment il s'appelle et à quoi il sert. C'est pareil pour toutes les perceptions. Si on me touche avec un objet en plastique, je sens que c'est un objet dur, froid et peut-être que je peux reconnaître qu'il est en plastique. Si j'entends un son, je sais si c'est fort ou non. Je reconnais si c'est un bruit ou une musique ou si c'est un mot que quelqu'un a prononcé. Lorsque nous mettons un aliment dans notre bouche, nous savons si c'est chaud ou froid, sucré, salé, amer ou acide, si c'est bon ou mauvais. Si c'est quelque chose que nous avons déjà mangé, nous savons dire ce que c'est. À chaque fois que nous entendons, voyons, sentons, mangeons, notre cerveau fait un travail pour reconnaître ce que nous avons entendu, vu, senti ou goûté. Il peut même mettre ensemble des perceptions : nous savons quelle forme a une fraise et nous savons ce qui va avec cette forme : son goût, sa couleur, son odeur et sa texture, c'est-à-dire comment ça fait si on l'écrase avec le doigt : c'est mou et mouillé.

Le cerveau de l'Asperger a du mal à mettre ensemble les perceptions qui vont ensemble. S'il sent une fraise et la voit, il ne sait pas que l'odeur va avec ce qu'il voit. Il sent l'odeur et ensuite voit la fraise. Ou c'est le contraire, il voit la fraise et seulement ensuite, il peut la sentir.

Les perceptions n'arrivent pas ensemble, elles sont séparées quand elles arrivent au cerveau. Donc, l'Asperger reconnaît mal ce qu'il perçoit.

Un autiste ou un Asperger ne peut pas faire attention à ce qu'il voit et en même temps faire attention à ce qu'il entend. L'Asperger est intelligent, mais son cerveau l'empêche de bien comprendre ce qu'il voit et entend, ce qui se passe autour de lui. Alors, il a du mal à comprendre les gens autour de lui. C'est pour ça qu'il a souvent très peur des gens et de tout, parce que son cerveau découpe tout en morceaux et qu'il a du mal à bien comprendre.

Quand on a compris que l'Asperger a du mal à faire des liens entre les informations qui arrivent à son cerveau, entre tout ce qu'il voit, entend et sent, on comprend aussi qu'il n'est pas fou. Il est comme nous, il a seulement un cerveau qui ne fonctionne pas comme le nôtre. Il a une partie du cerveau qui ne fait pas bien son travail. C'est la zone qui doit mettre les informations ensemble. Par contre, les autres parties du cerveau font très bien leur travail, c'est pour ça que les Asperger sont intelligents. Ils ont beaucoup de mémoire. Ils parlent bien et connaissent beaucoup de mots. Ils comprennent ce qui est logique et peuvent être de bons élèves, en mathématiques par exemple.

Et ce n'est pas tout. On a vu que l'enfant Asperger ne comprend qu'un mot à la fois, qu'une partie de l'image à la fois. Mais en plus, il comprend mieux ce qu'il voit que ce qu'il entend. C'est surtout vrai pour les autistes. Quand on parle à un autiste, il comprend très mal ce qu'on lui dit. Si on veut lui faire comprendre une consigne, il faut lui montrer l'image de ce qu'il doit faire. S'il doit colorier, on peut lui montrer une photo de lui en train de colorier. Ou alors un dessin qui montre un enfant qui colorie.

Il comprend les photos et les dessins, mais pas bien les mots. Il comprend très peu les mots. Pour les Asperger, ce n'est pas tout à fait pareil. L'Asperger comprend les mots, mais il est souvent plus à l'aise avec ce qu'il voit. Si le professeur demande de faire un travail et que tu ne comprends pas ce qu'il faut faire, il faut lui dire : « Je n'ai pas bien compris ce que vous avez dit. Vous pouvez me montrer comment il faut faire ? ».

Les autistes ont des problèmes pour reconnaître leurs perceptions. Le problème avec leurs perceptions, c'est qu'elles ne sont pas toujours pareilles. Par exemple, les autistes entendent un bruit trop fort et ont mal aux oreilles. Le lendemain, s'ils entendent le même bruit, peut-être qu'ils ne l'entendront presque pas. C'est pareil pour le toucher. Un jour, ils ont mal si on les touche et un autre jour, ils se tapent la tête contre le mur sans ressentir la douleur. L'enfant Asperger ressent moins de différence, mais peut aussi être gêné par un bruit alors qu'il n'y fera pas attention à un autre moment. Si on ne perçoit pas toujours de la même façon, on a du mal à reconnaître ce qu'on perçoit. Si un jour j'entends un bruit fort et le lendemain, j'entends le même bruit beaucoup moins fort, j'aurai du mal à le reconnaître, je ne saurai pas que c'est le même son. Ça empêche de bien reconnaître ce qu'on entend, ce qu'on voit, ce qu'on sent…

Il est possible aussi que l'enfant Asperger sente trop fort tout le temps ou souvent : les bruits lui font mal aux oreilles, même s'ils ne sont pas trop forts. Il ne supporte pas qu'on le touche, ça le serre ou lui fait mal. Il ne supporte pas les odeurs, elles sentent trop fort pour lui. Si les informations le gênent, lui font mal ou lui font peur, l'enfant Asperger ne peut pas faire attention à ce qu'il entend ou à ce qu'il voit pour comprendre de quoi il s'agit.

Si quelqu'un parle et qu'on a l'impression qu'il crie, si on a mal aux oreilles, on ne peut pas faire attention à ses mots et comprendre ce qu'il dit.

La difficulté à percevoir les choses ensemble, c'est ce qui fait vraiment la différence entre l'enfant Asperger et un autre enfant. Un autre enfant voit aussi les détails. S'il regarde un objet, il reconnaît l'objet en entier et voit aussi si l'objet a un petit bout cassé, s'il lui manque un peu de couleur à un endroit, s'il est vieux ou d'autres détails. Il peut voir les détails, mais souvent, il n'y fait pas trop attention parce qu'il sait que ce n'est pas très important. Un enfant Asperger ne peut pas ne pas faire attention aux détails. Il est obligé de les voir. Comme il y a beaucoup de détails, ça lui prend du temps, ça l'embrouille et l'empêche de bien faire attention à l'objet. Il est gêné par tous ces détails. Un autre enfant voit les détails, mais il n'en voit pas trop et il n'est pas gêné par les détails. Il voit les détails, mais voit surtout l'objet entier. Il voit le visage de la personne en entier et peut la reconnaître. Il voit son visage entier alors il peut reconnaître ce que dit son visage et savoir si la personne est triste, si elle a envie d'être gentille ou si elle est fâchée. Il peut prévoir comment elle va être avec lui : il sait si la personne va être gentille ou désagréable avec lui. Il sait ce qu'il doit faire : il sait si la personne est contente et s'il peut aller lui parler. Il sait si la personne va être désagréable ou méchante avec lui et s'il vaut mieux ne pas l'approcher. Un enfant Asperger ne peut pas reconnaître ce que disent les visages, alors il ne peut pas savoir comment vont réagir les autres. Il ne sait pas s'il peut aller vers eux ou s'il doit s'éloigner. Il ne sait pas s'il est en sécurité ou en danger. C'est effrayant de ne jamais savoir si on peut aller vers quelqu'un sans prendre de risque. C'est pour ça que les Asperger ont du mal à aller vers les autres, à leur parler et se sentir bien avec eux.

Les problèmes pour mettre ensemble les perceptions entraînent donc plusieurs problèmes : c'est difficile de bien comprendre ce que disent les gens. C'est difficile de reconnaître leurs visages. C'est difficile de savoir s'ils vont être gentils ou pas. C'est difficile de se sentir bien avec les autres. Toutes les difficultés des Asperger s'expliquent par cette façon de penser qui est différente. L'enfant Asperger pense en images et en détails. C'est vraiment la principale différence qui complique ta vie.

Voir ou entendre le monde en petits morceaux, c'est comme lire pour un enfant qui lit très lentement : il lit un mot puis met beaucoup de temps à lire le suivant. Lorsqu'il a fini de lire le troisième mot, il a déjà un peu oublié les deux premiers mots. Quand il arrive à la fin de la phrase, il a lu plusieurs mots, mais a presque tout oublié. Il ne peut pas mettre les mots ensemble alors il ne comprend pas ce qu'il a lu. C'est pareil pour l'enfant autiste. Il voit une suite de choses séparées et quand il a fini de regarder, il n'a pas bien reconnu ce qu'il a vu. Il entend une suite de mots séparés et à la fin de la phrase, il n'a pas bien compris ce qu'on lui a dit, sauf si la phrase est très simple.

Se mettre à la place des autres et imaginer ce qu'ils pensent

L'enfant Asperger ne peut penser qu'à ce qu'il connaît, qu'à ce qui existe. S'il voit un enfant pleurer, il sait que cet enfant pleure. Si l'enfant a envie de pleurer mais qu'il se retient de pleurer, l'Asperger ne peut pas le deviner. Il ne peut pas savoir que l'enfant a envie de pleurer.

Un Asperger ne peut pas reconnaître les expressions sur les visages. Il ne sait pas si la personne est triste, étonnée, contente, inquiète, effrayée ou autre chose. Il ne peut pas non plus imaginer ce qu'elle peut penser.

Pour un autre enfant, il y a des choses évidentes. Voici quelques exemples :

* Un enfant est tombé et sa jambe saigne beaucoup. Tout le monde peut imaginer que l'enfant est triste parce qu'il a mal. On peut aussi penser qu'il est inquiet parce que lorsqu'on se blesse, on peut avoir peur d'aller à l'hôpital, peur d'avoir la jambe cassée, peur de recevoir un désinfectant qui pique. Il suffit de regarder le visage de celui qui s'est fait mal pour voir s'il est triste ou inquiet. Ça se voit sur son visage. Peut-être même qu'il pleure.

* Un enfant dit que sa grand-mère vient de mourir. Tout le monde imagine qu'il est triste. Ça se voit sur son visage et il pleure sûrement.

* Un enfant arrive le matin à l'école et dit qu'il a oublié son cartable. Il est peut-être inquiet, il a peur de se faire gronder par son professeur. Ça se voit sur son visage.

* Un enfant a gagné à un jeu. Il est sûrement très content. Il sourit.

Pour un enfant Asperger, il est très difficile de savoir ce que pensent les gens, de connaître leurs émotions, de prévoir ce qu'ils vont penser.

Par exemple, si tu donnes un grand coup de pied à un enfant. Va-t-il rire ou pleurer ? Va-t-il être content ou en colère ? Va-t-il t'apprécier ou te détester ?

Tu peux sûrement répondre à ces questions parce qu'elles sont assez simples. Mais il y a beaucoup de situations où il est plus difficile pour toi de savoir ce que pensent les autres.

Tout ça rend les autres inquiétants et difficiles à comprendre. Tu ne peux pas savoir ce qu'ils pensent alors tu ne peux pas prévoir leurs réactions. Tu ne peux pas savoir s'ils vont être gentils, rire et jouer avec toi ou, au contraire, te chasser, te dire des méchancetés ou te frapper. Tu ne comprends pas bien les autres alors tu as du mal à aller vers eux.

La difficulté pour savoir ce que les gens pensent vient de trois problèmes :

* Tu ne peux pas imaginer une émotion si toi-même, tu ne la ressens pas, si elle n'existe pas pour toi.

* Tu ne reconnais pas ce que disent les visages. Pour toi, une tête triste est peu différente d'une tête joyeuse. Un visage étonné ou inquiet, furieux, impatient, curieux, démotivé, déçu se ressemblent trop.

* Tu ne fais pas le lien entre un geste et une idée. Tu ne peux pas mettre les choses ensemble. Tu ne peux donc pas savoir que ce geste va avec l'envie de faire quelque chose. Si j'avance la main vers toi d'une certaine façon, ça veut dire que je veux te serrer la main pour te dire bonjour. Si j'avance la main vers toi d'une autre façon, ça veut dire que je veux te donner la main. Si je fais un autre geste de la main, ça veut dire que je te propose de t'asseoir sur la chaise que je te montre de la main. Pour comprendre tout ça, tu dois mettre ensemble le geste et ce que je veux te dire.

Si je me lève de ma chaise quand tu arrives et que je te souris, ça veut dire que je suis contente de te voir ou que j'ai envie de te faire un bisou. Si un enfant a un visage très en colère et s'avance vers toi brusquement en te regardant dans les yeux, ça ne veut sûrement pas dire qu'il est content de te voir et veut t'embrasser. Je pense plutôt qu'il veut te frapper.

Si je soupire très fort, ça veut dire que je suis énervée, impatiente. Je ne suis pas contente de la situation, je veux que ça s'arrête. J'en ai assez d'attendre, je m'impatiente. Si je soupire d'une autre façon plus douce, ça veut dire que je suis soulagée. J'ai eu peur et je suis rassurée : ouf, je soupire.

Pour un Asperger, toutes ces façons de dire des choses sans parler avec des mots, c'est très compliqué et bien difficile à comprendre. C'est difficile de mettre ensemble les différents soupirs avec les pensées des gens, de mettre ensemble les gestes avec leurs intentions, leurs envies de faire quelque chose. C'est tellement compliqué de savoir ce que veulent dire leurs visages, leurs gestes, leurs soupirs, leurs silences ! Eh oui, le silence aussi veut dire quelque chose. Par exemple, quand on est fâché après quelqu'un, on ne répond pas à ses questions. Quand on est mal à l'aise avec quelqu'un, on n'ose pas lui parler. Quand quelqu'un vient d'apprendre la mort d'un membre de sa famille et qu'il est très triste, on reste avec lui, mais on ne parle pas : on lui laisse le temps d'être triste et de penser au mort. Les silences parlent aussi.

Tu as du mal à comprendre les autres et à savoir ce qu'ils ressentent. Et les autres ne savent pas que tu ne les comprends pas. Je crois que tu peux leur expliquer que ton cerveau t'empêche de comprendre leurs visages et d'imaginer ce qu'ils pensent.

Tu peux leur dire que tu ne sais pas reconnaître ce qu'ils disent avec leur visage, que tu n'arrives pas bien à savoir s'ils sont tristes ou contents et que tu as besoin qu'ils te disent ce qu'ils pensent, parce que tu ne peux pas le deviner. Eux aussi ne te comprennent pas et certains enfants ont un peu peur de toi. C'est vraiment dommage. Il suffirait peut-être que tu leur parles de cette difficulté à les comprendre pour que vous puissiez être amis.

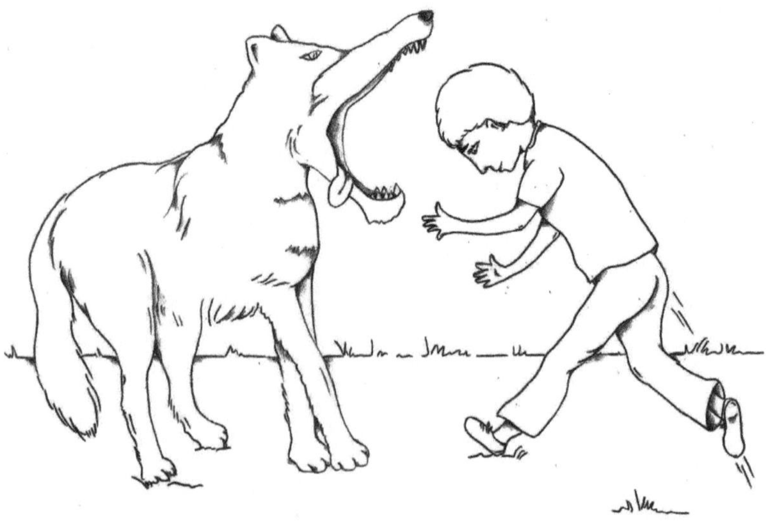

Il se jette dans la gueule du loup.

(Il se met dans une situation dangereuse).

Des difficultés pour comprendre

Comprendre ce qu'on te dit

On dit, par exemple : « Purée ! Ça caille méchamment ! C'est quoi ce fichu temps de chien ? Ça me saoule ! ». Tous les gens nés en France comprennent ce langage. Un étranger qui vit en France depuis quelques mois ne comprend pas, même s'il a appris le français et le parle correctement. C'est exactement pareil pour un enfant ou un adolescent Asperger. Il parle très bien français, mais ne comprend pas bien ce français bizarre. Les mots sont utilisés pour dire autre chose. Les questions ne sont pas de vraies questions et on ne peut pas y répondre. Et toi, as-tu compris la phrase ? Elle veut dire : « Zut ! Il fait très froid. C'est un très mauvais temps. Ça me dérange ».

Les expressions et le sens figuré

La phrase qui commence par « Purée !... » te paraît complètement idiote et tu as raison. Pourtant, les gens parlent souvent de cette manière et ils se comprennent. C'est peut-être une façon de rendre le langage moins ennuyeux et plus drôle. Le problème, c'est que tu ne comprends pas cette façon de parler.

Tu ne comprends pas non plus les expressions au sens figuré, comme : « La maîtresse lui a collé une punition ». La maîtresse a seulement donné la punition, elle ne l'a pas collée sur l'élève. Ou encore « Il est raide de cette fille » pour dire qu'il en est très amoureux. On emploie très souvent des expressions pour parler.

Il y a aussi des expressions qui n'ont pas vraiment de sens. Elles n'apportent pas d'information ou très peu. Par exemple, lorsqu'on dit : « Bon sang ! », « Nom d'une pipe ! » ou « Nom d'un chien ! », « Nom d'un petit bonhomme ! » ou encore « Nom de dieu ! », ça indique que nous sommes étonnés ou fâchés. Mais ça ne veut rien dire. On utilise aussi « En fait » qui ne signifie pas grand-chose et qui n'apporte pas d'information.

Un autiste et un Asperger ne comprennent pas bien ces expressions parce qu'ils pensent en images. S'ils entendent « Purée », ils voient de la purée de pomme de terre dans leur tête, ce qui ne peut pas du tout les aider à comprendre ce qu'on leur a dit. Tu trouveras dans ce livre, quelques dessins qui montrent comment on peut se représenter les expressions au sens figuré. Entre parenthèses, j'ai indiqué ce que veut dire chaque expression.

Les proverbes

Un proverbe est une expression qui sert à donner un conseil ou à affirmer une vérité. Par exemple :

* *Qui va à la chasse perd sa place* : lorsqu'on se lève d'un siège, on risque de ne plus le trouver vide en revenant, quelqu'un va peut-être prendre la place.

* *Paris ne s'est pas fait en un jour* : pour réussir quelque chose, il faut prendre son temps et être patient.

* *On ne fait pas d'omelette sans casser d'œufs* : pour réussir quelque chose, il faut faire des efforts ou subir des conséquences désagréables.

* *Chat échaudé craint l'eau froide* : quand quelque chose ou quelqu'un nous a fait du mal, ensuite on s'en méfie.

* *Les chiens ne font pas des chats* : les enfants ressemblent à leurs parents. Ce proverbe sert surtout à comparer les défauts des enfants et des parents. On dit aussi : « *Tel père, tel fils* ».

Sans oublier les proverbes que les présentateurs de la météo rappellent chaque année : « S'il pleut à la Saint Médard, il pleut quarante jours plus tard » ou « En avril, ne te découvre pas d'un fil. En mai, fais ce qu'il te plait » : en avril, il fait encore frais et il ne faut pas trop se déshabiller alors qu'en mai, il fait chaud et on peut s'habiller comme on veut. Ce n'est pas toujours vrai. S'il pleut à la Saint Médard (le 8 juin), il ne pleuvra pas forcément quarante jours plus tard. Et, en avril, il fait parfois plus chaud qu'en mai, on ne peut donc pas se fier aux proverbes pour savoir comment s'habiller.

Les sous-entendus, les non-dits

Parfois, on ne dit pas certaines choses parce qu'on pense que tout le monde comprend sans qu'on ait besoin de les préciser. C'est « sous-entendu ». Par exemple, si je raconte que ma voiture était en panne et que j'ai raté un rendez-vous. Il est évident pour tout le monde que la panne m'a fait prendre du retard et que c'est pour ça que je suis arrivée en retard au rendez-vous. Il n'est pas utile de dire : « Ma voiture est tombée en panne alors j'ai perdu beaucoup de temps.

Je suis arrivée en retard alors j'ai loupé mon rendez-vous ». Pour un Asperger, ces informations qui n'ont pas été précisées peuvent manquer et empêcher de bien comprendre de quoi on parle.

Les mots qui ont plusieurs sens

Ce qui est compliqué aussi, c'est que les mots ont parfois plusieurs sens. Par exemple, le mot « classe » :

* Lorsqu'on parle de ta classe à l'école, il s'agit de la salle de classe, mais aussi de l'ensemble des élèves qui sont avec toi. Et aussi du niveau dans lequel tu es, par exemple, en 6ème. Si on demande à un enfant dans quelle classe il est, il peut répondre de plusieurs façons différentes : « Je suis dans la classe de Madame X » (Je ne connais pas le nom de la maîtresse puisque j'ai choisi un enfant au hasard, alors j'écris Madame X) ou « Je suis en classe de CM2 » ou il peut dire qu'il est dans la même classe que son copain, par exemple : « Je suis dans la classe d'Alexis ». Il peut aussi parler de l'endroit : « Je suis dans la classe qui est au fond du couloir ».

* Si on ne parle pas d'école, le mot « classe » a d'autres sens. Lorsqu'on prend le train, il faut choisir entre un voyage en première classe (plus confortable mais plus cher) et en deuxième classe, moins cher. Le mot « classe » permet de faire la différence entre les wagons selon leur confort.

* Si je dis que je classe, j'utilise encore un autre sens du mot « classe ». Ça veut dire que je suis en train de classer, c'est-à-dire que je range les choses selon leur catégorie : si je classe les livres de la bibliothèque, je mets les romans ensemble, les dictionnaires ensemble, les bandes dessinées ensemble….

* On dit aussi : « C'est classe » pour dire qu'une chose est très bien ou très belle.

Et il y a d'autres sens moins connus. En français, il y a beaucoup de mots qui ont de nombreux sens. Tout ça rend les choses très compliquées pour un Asperger : souvent, il ne connaît qu'un seul sens pour chaque mot. Et lorsqu'il sait qu'un mot à plusieurs sens, il repère mal quel sens est utilisé dans une phrase. Voici des exemples de phrases avec le mot « classe » :

* Si je marche dans les couloirs de l'école et que je demande à un enfant : « Où est ta classe ? », il doit comprendre que je parle de la salle de classe. Il peut me répondre : « Au bout du couloir ».

* Si je sors d'une salle de classe et que je demande : « Où est la classe ? » à quelqu'un qui passe dans le couloir, la personne va bien comprendre que je ne cherche pas la salle de classe puisque j'en sors. Elle comprend que je veux savoir où sont passés les élèves et leur professeur. Elle peut me répondre : « Ils sont partis à la bibliothèque ».

* Si je demande à un enfant : « Dans quelle classe es-tu ? », il va généralement me dire quel est son niveau de classe, par exemple : « Je suis en sixième ». Et pourtant, plusieurs réponses sont possibles : « Je suis dans la classe qui est au fond du couloir » ou « Je suis dans la classe de mon copain Alexis » ou « Je suis dans la classe de Madame X ». Pour la question « Dans quelle classe es-tu ? », toutes ces réponses peuvent être correctes. La difficulté est donc de savoir quelle est la réponse attendue par celui qui pose la question : est-ce qu'il veut savoir le niveau, l'emplacement de la salle de classe ou autre chose ? C'est ce qui est difficile pour un Asperger.

C'est difficile pour lui parce qu'il a du mal à se repérer dans les différents sens d'un mot et surtout parce qu'il ne sait pas imaginer ce que pensent les gens, il ne peut pas se mettre à leur place et savoir exactement quelle est leur question.

Encore un exemple avec le verbe « faire », qui veut dire « agir », « fabriquer », « créer ». Parfois, il est utilisé dans ce sens-là : si je fais un dessin ou un gâteau, je le fais vraiment. D'autres fois, le verbe faire a un autre sens : si je pars en vacances en voiture et que je roule longtemps, je peux dire : « J'ai fait beaucoup de route » ou « J'ai fait beaucoup de kilomètres » alors que je n'ai pas fait ni la route ni les kilomètres, j'ai seulement roulé sur la route et parcouru beaucoup de kilomètres. Si je dis : « Il fait jeune », je dis qu'il paraît jeune : il n'est plus jeune, mais on peut croire qu'il est jeune quand même, il a l'air jeune. Si je dis : « Il fait beau » ou « Il fait partie d'une équipe de foot », le verbe faire n'indique pas non plus d'action, dans ces cas-là.

L'argot et le verlan

Les gens ont aussi l'habitude d'utiliser des mots d'argot. Ce sont des mots qui ne sont peut-être pas dans le dictionnaire, mais la plupart des gens les connaissent et les utilisent. C'est une façon plutôt vulgaire de parler. On ne l'utilise qu'avec des gens qu'on connaît bien : sa famille et ses amis. On n'écrit pas comme ça dans les livres. Par exemple, le mot « pantalon » peut se dire de nombreuses façons en argot : *falsar, ben, grimpant, froc, fut, futal* et encore d'autres mots moins connus. En argot, on dit aussi : « *bouffer* » qui veut dire « manger », « *bagnole* » ou « *caisse* » qui veulent dire « voiture » ou encore « *chialer* » pour dire « pleurer ».

Nous utilisons énormément de mots d'argot et ça rend la compréhension difficile pour un Asperger. Les adolescents fabriquent aussi leur argot et parfois parlent en verlan : ils inversent les syllabes. En verlan, une « *meuf* », c'est une femme, une « *reum* », c'est une mère.

Beaucoup d'adultes comprennent mal les adolescents qui parlent dans leur langage d'adolescent, avec leur argot, leurs phrases ou leurs mots incomplets, leur verlan. Pour toi non plus, ce n'est pas facile. Par exemple, que veut dire la phrase : « *Allez, je m'arrache. À toute* » ? Un adolescent qui dit ça veut dire qu'il s'en va et qu'il revient tout à l'heure.

Les métaphores

Une métaphore consiste à utiliser un mot pour un autre, pour faire joli. Par exemple, lorsqu'un spectacle a beaucoup de succès, les gens l'ont trouvé très bien et applaudissent longtemps, on dit qu'il y a une « *pluie d'applaudissements* ». Les expressions au sens figuré ont rarement un rapport avec ce qu'elles veulent dire (Quand on dit : « *Mêle-toi de tes oignons* », on ne parle pas du tout d'oignon). Au contraire, les métaphores ont un rapport avec ce qu'elles veulent dire. Dans notre exemple, le bruit des applaudissements peut faire penser au bruit de la pluie.

On dit de quelqu'un qu'il a le « *cœur sur la main* » parce qu'il est très généreux, il donne beaucoup de choses et beaucoup d'amour. Le cœur symbolise l'amour : on dit qu'on aime avec son cœur, ce qui est faux puisqu'on aime avec sa tête. Les métaphores sont plutôt utilisées à l'écrit, dans les romans et les poèmes.

Les euphémismes

Lorsqu'un mot risque de choquer, on le remplace par une expression plus discrète, plus jolie. On a pris l'habitude de remplacer beaucoup de mots qui paraissaient un peu méchants ou qui pouvaient ressembler à des insultes.

On ne dit plus qu'une personne qui vit dans la rue est un « clochard » ou un « clodo » comme quand j'étais petite. Maintenant, on dit que c'est un SDF (« sans domicile fixe », ce qui veut dire qu'il n'a pas de maison). On ne dit plus non plus qu'une personne est caissière dans un magasin mais qu'elle est « hôtesse de caisse ».

Les euphémismes servent à dire ce qu'on n'ose pas dire franchement, pour parler des choses qui gênent, comme les défauts physiques, les handicaps ou la mort. Pour parler d'une personne laide, on dit plutôt : « *Elle n'est pas bien jolie* ». C'est une façon plus polie et plus gentille de dire qu'elle n'est pas belle. De même, un sourd est devenu un « *malentendant* » et un aveugle un « *malvoyant* » ou un « *non-voyant* » s'il ne voit rien du tout. Si on parle d'une personne qui vient de mourir, on fait attention à ce qu'on dit parce que la mort, c'est triste et c'est sérieux. Alors, au lieu de dire : « Elle est morte », on dit : « *Elle nous a quitté* » ou « *Je viens de la perdre* » ou « *Elle s'en est allée* ». Le problème, c'est que ces phrases peuvent aussi ne pas parler de la mort. On peut dire qu'on vient de perdre sa clé. On peut dire qu'une personne s'en est allée parce qu'elle est rentrée chez elle, elle n'est pas du tout morte. Pour comprendre si la phrase « Je viens de la perdre » parle de la mort ou d'un objet qu'on ne retrouve plus, il faut comprendre le contexte. Le contexte, c'est ce qui se passe au moment où on parle, les circonstances : c'est tout ce qu'on sait, tout ce qu'on voit ou entend avant ou au moment où la personne nous parle.

Si la personne est triste, si on sait que son mari était très malade, on comprendra qu'il vient de mourir si elle nous dit : « J'ai perdu mon mari ». Si on la rencontre dans un grand magasin, qu'on lui demande : « Et ton mari, il n'est pas avec toi ? » et qu'elle nous répond avec un visage souriant : « Je l'ai perdu », il n'est sûrement pas mort. Elle l'a seulement perdu dans les rayons du magasin, elle ne le retrouve plus. Comprendre le contexte est très difficile pour un Asperger.

L'ironie

L'ironie sert surtout à se moquer. Elle consiste à dire le contraire de ce qu'on veut dire. Par exemple, un enfant est maladroit et casse un verre. Au lieu de lui dire qu'il est maladroit, on peut lui dire ironiquement : « *Ah, tu es vraiment doué toi ! Ah oui, tu es un vrai champion !* ». On dirait qu'on fait un compliment à l'enfant mais c'est tout le contraire, on lui fait un reproche en se moquant de lui. C'est comme pour les euphémismes, c'est le contexte qui permet de comprendre si on dit vraiment à l'enfant qu'il est doué ou si on veut lui dire le contraire. Il n'y a pas que les Asperger qui ont du mal à comprendre l'ironie. Il y a beaucoup d'enfants qui ne la comprennent pas non plus. L'ironie et les euphémismes sont surtout utilisés par les adultes.

Les consignes imprécises

Enfin, l'Asperger comprend mal les consignes parce qu'elles sont souvent imprécises. Pour presque tout le monde, elles sont suffisamment précises, mais pour un enfant Asperger, s'il manque des précisions, il ne sait pas du tout comment il doit se comporter ou ce qu'il doit faire.

Par exemple, si un professeur demande de se taire, les autres élèves savent que s'ils ont quelque chose de très important à dire, ils ont le droit de prendre la parole en levant la main. Si un élève a envie de vomir, il sait qu'il a le droit de demander à aller aux toilettes, même si son professeur avait demandé de se taire.

Un enfant Asperger n'osera pas demander à aller aux toilettes parce que l'enseignant a demandé de se taire, donc il se tait. Il lui manque les précisions qui lui permettraient de savoir ce qu'il doit faire exactement. Il ne sait pas combien de temps il doit se taire ni quand il a quand même le droit de parler. Pour lui, la consigne simple : « Je vous demande de vous taire » ne suffit pas. La consigne précise dont il a besoin serait par exemple : « Je vous demande de vous taire jusqu'à la fin du contrôle, mais bien sûr, si vous avez une très bonne raison de parler, vous pouvez lever la main et je vous donnerai la parole. J'appelle « une très bonne raison de parler », le besoin urgent d'aller aux toilettes ou si vous vous sentez malade ou si vous n'avez pas bien compris une question du contrôle. Si vous souhaitez discuter avec votre voisin ou lui donner une réponse du contrôle, vous n'avez pas le droit de parler ». Les professeurs donnent rarement des consignes aussi claires alors l'enfant Asperger ne comprend pas bien ce qu'il peut faire ou ne pas faire. Ça l'inquiète et l'empêche parfois d'agir. Ça lui donne aussi l'impression que les autres sont difficiles à comprendre.

Dans la vie de tous les jours, on parle souvent en « oubliant » de préciser certaines informations. Par exemple, si une mère dit qu'elle a changé son bébé, tout le monde comprend qu'elle a changé la couche de son enfant. Elle n'a pas changé d'enfant. Si je sors de chez le coiffeur et que je dis : « Il m'a ratée », ça veut dire qu'il a raté ma coupe. Ce n'est pas moi qu'il a ratée.

Toutes ces façons de parler empêchent les Asperger de bien comprendre ce que disent les gens. Et les gens ne savent pas que les Asperger ne les comprennent pas quand ils parlent avec un langage incorrect, avec des mots qui ont un autre sens, avec des expressions, avec des « non-dits », c'est-à-dire des sous-entendus, comme dans l'exemple de la panne.

Les gens pensent que les Asperger comprennent tout parce que les Asperger parlent très bien et connaissent beaucoup de mots. Les gens pensent aussi que les Asperger comprennent tout parce qu'ils ne connaissent rien à l'autisme et au syndrome d'Asperger. Il n'y a que quelques médecins, psychologues, enseignants, chercheurs et bien sûr les parents d'enfants autistes ou Asperger qui connaissent cette différence. Les autres gens ne savent pas ce que c'est d'être Asperger. Ils ne connaissent même pas le mot « Asperger ». Ils ne savent donc pas qu'il faut parler correctement à un Asperger pour qu'il comprenne bien. Ils font attention de bien parler à un étranger qui ne connaît pas bien le français. Ils font attention de bien parler à un petit enfant qui commence à savoir parler. Mais ils ne savent pas qu'il faut bien parler, avec les mots justes, à un Asperger.

Tu vis donc dans un monde dans lequel les gens ne parlent pas tout à fait la même langue que toi et ne savent pas te parler comme il faut. En grandissant, tu vas comprendre de mieux en mieux, tu vas apprendre à comprendre ce langage bizarre. Mais, en attendant, je te conseille de demander : « Je n'ai pas bien compris ce que vous avez dit. Vous pouvez m'expliquer avec les mots justes ?».

Comprendre les expressions sur les visages

Les visages disent beaucoup de choses : ce qu'on ressent, un peu ce qu'on pense, ce qu'on désire faire. Mon visage dit si j'aime ou si je n'aime pas ce que je vois, ce que je fais. Mon visage dit si j'ai mal, si j'ai peur, si je suis contente, si je suis en colère. Il exprime ce que je ressens. Il exprime mes émotions.

Mon visage peut dire si je suis étonnée, si j'ai du mal à comprendre quelque chose, si je réfléchis pour trouver une réponse. Le visage permet de dire beaucoup de choses. Il permet aussi de dire ce qu'on n'ose pas dire avec des mots.

Un Asperger ne comprend pas ce que disent les visages, il ne fait pas le lien entre les différentes parties du visage. Il voit différentes parties comme il verrait les pièces d'un puzzle, mais ne voit pas le visage en entier. Il ne fait pas de lien entre les expressions des visages et les sentiments humains.

Comprendre comment les autres pensent

L'Asperger ne peut pas imaginer à quoi pensent les autres ni leurs intentions et ne peut pas prévoir leurs réactions. Il n'a pas d'empathie, il ne peut pas se mettre à leur place. Ça le met dans des situations angoissantes. Il passe beaucoup de temps à avoir peur ou à être inquiet. Dès qu'il est à côté de quelqu'un, l'Asperger ne peut pas être complètement rassuré. Les autres lui font peur.

Comprendre les émotions et les sentiments

Un Asperger ne connaît pas bien les émotions et les sentiments : être triste, content, fâché, aimer ou ne pas aimer. Il n'est pas toujours capable de savoir ce qu'il pense. Il ne sait pas bien dire s'il est content ou pas, s'il est triste ou pas. Un Asperger ne montre pas ce qu'il ressent sur son visage. Qu'il soit triste ou content, son visage reste pareil, sauf s'il a très peur ou s'il a mal.

Un Asperger ne sait pas reconnaître les émotions sur les visages des autres. En regardant quelqu'un, il ne sait pas s'il est triste ou content. Il ne sait pas si un visage est triste ou content, si un visage exprime de la tristesse, du plaisir ou autre chose. Parfois, il se trompe : il pense que l'enfant en face de lui est en colère alors qu'il a de la peine. Il voit un visage « pas content » et confond la colère et la tristesse, qui s'expriment toutes les deux par un visage qui ne sourit pas.

Un jeune enfant Asperger comprend donc difficilement les émotions et les sentiments.

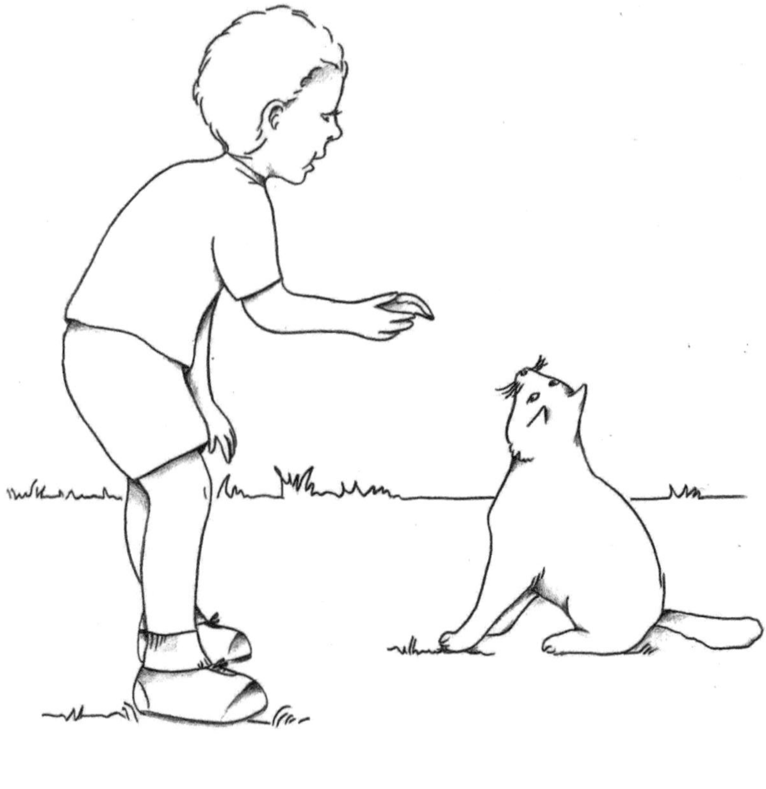

Il donne sa langue au chat.

(Il ne veut plus essayer de deviner, il veut qu'on lui donne la réponse).

Les comportements étranges ou dérangeants

Comme l'enfant autiste, l'Asperger fait souvent des choses qui peuvent étonner ou choquer. Il peut aussi être agressif et dangereux. Pour lui, ces comportements sont logiques, il ne les trouve pas bizarres ou anormaux. Ils lui servent le plus souvent à se calmer, à effacer ce qui lui fait peur ou le dérange trop, le bruit par exemple.

* L'enfant Asperger est souvent seul. Il aimerait être avec les autres, parler et jouer avec eux, mais il préfère rester seul parce que les autres enfants le fatiguent beaucoup : ils font du bruit et sont très difficiles à comprendre. Il faut faire sans cesse attention à ce qu'ils disent, à ce qu'ils font parce qu'on n'est jamais sûr qu'ils ne vont pas être méchants. Les autres font peur alors il vaut mieux rester seul.

* L'enfant Asperger a une attitude étrange lorsqu'on lui parle. Il peut difficilement se concentrer sur ce qu'il voit et sur ce qu'il entend, alors il ne regarde pas celui qui lui parle. Ça lui permet de mieux comprendre ce qu'on lui dit. Quand deux personnes se parlent, elles se regardent. Parler à un Asperger qui regarde par terre, ça peut étonner, paraître bizarre et faire un peu peur. Tu peux dire : « Ne t'inquiète pas, je ne te regarde pas parce que, sinon, je n'arrive pas à me concentrer sur ce que tu dis et je ne comprends rien ».

Certains Asperger sont aussi très gênés par les odeurs et donc, aussi les parfums que portent les personnes qui leur parlent. Ils ne peuvent pas rester à côté. Lorsque quelqu'un te parle et que tu ne supportes pas son parfum, tu peux lui dire : « Je m'éloigne parce que mon nez est trop sensible et ton parfum me gêne beaucoup ».

* Parfois, l'enfant Asperger crie, se balance, ferme ses yeux et se bouche les oreilles avec ses mains. Il peut agiter ses mains devant sa figure, bouger très vite les bras. Il peut aussi grogner pour couvrir le bruit extérieur : il fait encore plus de bruit pour ne plus l'entendre. Ça arrive surtout lorsqu'il ne supporte plus l'agitation ou le bruit autour de lui. Trop d'informations inondent sa tête, il se sent submergé ou agressé, ça lui déclenche une sorte de tempête dans sa tête. C'est angoissant, affolant, épuisant. Il a peur, il a mal à la tête ou il se sent très mal. Ça peut aussi arriver lorsqu'il se pose trop de questions, il se retrouve un peu comme un ordinateur qui « plante », ses idées s'embrouillent. La seule solution est de fuir, mais comme ce n'est pas toujours possible, il essaye de fuir dans sa tête, de se replier sur lui-même, de se couper du monde. Il s'enferme dans une sorte de bulle qui le protège, le calme et le rassure. Ces comportements sont indispensables pour lui, mais donnent l'impression aux autres qu'il est bizarre ou qu'il est fou. Ces comportements n'aident pas du tout à se faire des amis parce qu'ils font peur aux autres.

Comment serait-il possible d'éviter ces comportements ? Pour pouvoir les abandonner petit à petit, il faut trouver une autre façon de trouver le calme et de fuir ce qui agresse. Il faut absolument que les personnes qui t'entourent sachent ce qui est insupportable pour toi. Tes parents peuvent venir en parler avec tes professeurs. Si tu te sens assez fort pour le faire, tu peux en parler toi-même ou tout écrire sur une feuille et la donner à ton professeur.

Il faut qu'il comprenne pourquoi, parfois, tu cries, tu te balances en chantant pour ne plus rien entendre, ou autre chose. Il faut qu'il sache ce qu'il peut faire pour t'aider : te permettre d'aller travailler dans une autre pièce, demander le silence aux enfants qui font trop de bruit, éteindre les lumières qui te font mal aux yeux… C'est toi qui sais ce que tu as du mal à supporter. Toi seul peux dire ce qu'il faut faire pour t'éviter toutes ces gênes (les bruits, les odeurs, les changements…). Par exemple, un enfant Asperger peut écrire une lettre qui dit : « Des fois, je crie très fort dans la classe parce que j'ai très mal à la tête. C'est quand il y a trop de bruit et que quelqu'un me pose une question. Je n'arrive pas à faire le tri entre tout ce que j'entends. J'entends trop de choses en même temps, je ne comprends pas la question et je n'ose pas faire répéter. Je fais beaucoup d'efforts pour essayer de comprendre ce qu'on me dit et, ensuite, j'ai très mal à la tête, je me sens mal, je n'arrive pas bien à respirer alors j'ai besoin de crier pour me sentir mieux ».

Tes parents peuvent t'aider à écrire une lettre ou à préparer ce que tu vas dire. Ça me paraît important d'apprendre à exprimer toi-même ce dont tu as besoin, c'est comme ça que tu progresseras et que tu oseras de plus en plus parler aux gens. Si quelqu'un commence à te parler et que tu ne comprends pas ce qu'il te dit parce qu'il y a trop de bruit, il faut lui demander d'aller dans un endroit plus calme. Tu peux lui dire : « Je ne comprends pas ce que tu dis parce qu'il y a trop de bruit. Je voudrais qu'on aille dans l'autre pièce où il y a moins de bruit ». Il sera content de voir que tu as envie de l'écouter et de comprendre ce qu'il dit.

Ça évitera une « tempête » dans ta tête, tu ne te sentiras pas mal et ça évitera aussi que tu aies besoin de faire des choses bizarres qui pourraient faire peur : crier, te boucher les oreilles, fuir en courant.

Ça peut arriver à tout le monde de ne pas bien comprendre ce que dit quelqu'un, s'il y a trop de bruit. Dans ces cas-là, on dit franchement qu'on ne comprend rien et qu'il faut aller dans un endroit plus calme.

* Certains enfants Asperger sont agressifs, ils poussent, tapent et cassent des objets. Ça arrive lorsqu'ils ont peur ou n'arrivent plus à gérer une situation qui les angoisse. Par exemple, un enfant embête un Asperger et celui-ci ne sait pas comment se protéger, il a de plus en plus peur et ne sait pas quoi faire. Il se met en colère et frappe l'enfant qui l'embête. Ça peut arriver aussi si on le touche sans le prévenir, ça peut lui faire mal ou lui faire peur : il ne sait pas pourquoi l'enfant le touche, il ne sait pas si c'est pour lui faire mal. Il réagit en frappant.

Comment faudrait-il réagir dans ces cas-là ? Au lieu de taper, il vaut mieux dire : « Non, ne me touche pas ! » ou « Non, ne m'embête pas, laisse-moi tranquille ! » S'il continue, tu peux crier « Non » très fort. Ça fera peur à l'enfant et lui montrera que tu peux te défendre. Il s'en ira et te laissera tranquille. Crier n'est pas une très bonne solution, mais c'est mieux que frapper. Tu peux aussi partir ou aller en parler à ton professeur. Ce qui serait encore mieux, c'est de prendre l'habitude de compter jusqu'à 20 ou 50. Ça laisse le temps de réfléchir à la meilleure façon de réagir. Le plus gros problème de l'Asperger, c'est de ne pas savoir quoi faire dans les situations qui sont angoissantes, qui font peur. S'il sait qu'il doit compter jusqu'à 50, c'est rassurant parce qu'il sait quoi faire. Il peut ensuite faire autre chose : prévenir un adulte, dire « non », partir plus loin.

* Certains Asperger ont un comportement étrange face à la nourriture. Ils refusent de manger des aliments qui ont une odeur, une couleur ou un goût qui les dérange beaucoup, leur donne envie de vomir ou mal à la tête.

Ça peut aussi être de la peur : peur de manger un aliment parce qu'il a une couleur qui fait peur. Il y a aussi des Asperger qui ne peuvent pas s'empêcher de sentir les aliments avant de les manger ou qui ne supportent pas que les aliments se touchent dans l'assiette. Tout ça nous paraît très bizarre. La couleur des aliments et le fait qu'ils se touchent dans l'assiette ne nous semblent pas importants du tout. Pour un Asperger, c'est grave. Il ne peut pas se raisonner, se dire : « Je vais essayer de manger quand même, ce n'est pas grave si la viande touche les légumes, tout le monde mange comme ça, ce n'est pas grave ». Eh non, malheureusement, c'est très grave pour lui. Il lui faut faire beaucoup d'efforts pour réussir à se forcer à manger.

Si un aliment te dérange vraiment trop, ce n'est pas très grave si tu refuses de le manger, ça peut arriver à tout enfant. Si tu as besoin de sentir les aliments, apprends à le faire discrètement, sans faire de bruit, sans bouger. Il faut que personne ne s'en rende compte. Tu peux demander à tes parents de t'aider. Tu fais plusieurs essais et ils te disent si c'est discret ou non, s'ils ont vu que tu as senti ce que tu as mangé.

Peut-être que toi aussi tu ne supportes pas que les aliments se touchent dans l'assiette, sans doute parce que ça rajoute des goûts nouveaux. S'il y a dans ton assiette du poisson et de la purée, il y a deux goûts que tu peux reconnaître : le goût du poisson et le goût de la purée. Si les deux se touchent, ça peut donner un nouveau goût : le goût du mélange poisson et purée. Ce goût-là, tu ne le connais pas, il est nouveau et c'est difficile de découvrir quelque chose de nouveau parce que ça demande des efforts. C'est très compliqué de manger, il y a des odeurs, des goûts, des couleurs, des sensations diverses (mou, chaud, salé…) qu'il faut reconnaître en même temps.

S'il faut aussi découvrir un goût nouveau, le goût du mélange entre deux aliments, c'est encore plus compliqué. Pour certains Asperger, c'est impossible, ça fait trop peur.

* L'enfant Asperger a parfois des comportements qui étonnent beaucoup. Par exemple, il ne supporte pas une couleur, un mot, un objet. Il fait tout ce qu'il peut pour ne pas voir cette couleur ou cet objet, ni entendre ce mot. Ce sont des comportements qui donnent l'impression que l'Asperger est fou. Mais non, c'est complètement logique.

L'Asperger a besoin de repères, de choses qui sont toujours pareilles, qui ne changent pas. Il a besoin que son monde soit compréhensible et rassurant. Il se donne donc des repères qui peuvent nous paraître arbitraires, ça veut dire « choisis au hasard ». On ne comprend pas pourquoi, par exemple, un Asperger aime le bleu et non le rouge, pourquoi il déteste le rouge. L'Asperger a besoin de se construire un monde qu'il comprend. S'il se dit : « Le bleu est bien parce que c'est la couleur du ciel quand il fait beau. Le rouge est mauvais parce que c'est la couleur du sang quand on nous tue », ça lui donne une explication : il sait pourquoi il aime une couleur et pas l'autre. Comme il a besoin que les choses soient claires et tout le temps pareilles, il va se rassurer en voulant des vêtements et des objets bleus et va refuser de toucher tous les objets rouges et aussi de manger tout ce qui est rouge. Ça lui évite aussi de faire des choix. C'est difficile de choisir de manger un aliment nouveau. C'est difficile pour un Asperger de découvrir une chose qui est nouvelle. S'il suffit de regarder sa couleur pour choisir, c'est beaucoup plus facile : « Un bonbon bleu, je le mange, un bonbon rouge, je ne le mange pas ». Ainsi, tout est plus simple à comprendre, tout est plus logique. La plupart des gens aiment certaines couleurs et n'en aiment pas d'autres.

Mais ils ne savent pas pourquoi ils aiment leurs couleurs préférées ni pourquoi ils n'en aiment pas d'autres. Ils n'ont pas besoin de le savoir. Et ça n'a pas non plus d'importance qu'un objet ait une couleur ou une autre. Ils n'ont tout simplement pas besoin de se rassurer avec des règles qui ne changent pas. Le changement et les choix ne leur font pas peur.

* L'enfant Asperger n'aime pas les changements. Il a besoin de savoir ce qui va se passer, il a besoin que les choses se passent comme prévu. Il a très peu d'imagination. Il ne peut penser qu'à ce qui existe. Le temps n'a pas une image alors il est difficile de savoir ce qu'est le temps.

Si l'Asperger n'a pas déjà vu quelque chose, il ne peut pas l'imaginer dans sa tête. C'est pour ça qu'il a besoin d'avoir un contrôle sur le temps, sinon le temps n'existe pas du tout et c'est très angoissant. Il doit savoir ce qui va arriver, ce qu'il va faire. Il doit pouvoir prévoir. C'est pour ça qu'il a parfois un emploi du temps pour tous les jours de la semaine, un planning avec des mots ou des photos s'il est très jeune et qu'il ne sait pas encore lire. Un emploi du temps permet de savoir quand on va faire les choses, permet de se repérer dans le temps, permet de donner une existence au temps. Malheureusement, il n'est pas toujours possible de faire exactement ce qui est prévu. Il y a parfois des imprévus et ça peut être très angoissant pour un Asperger. Ça peut déclencher des crises, des cris, de la colère, de la peur. C'est incompréhensible et effrayant pour les autres.

Certains Asperger se préparent aux changements en se disant que les choses ne vont peut-être pas se passer comme prévu. Ça les aide à mieux supporter les changements et les imprévus.

* L'Asperger ne ment pas et dit ce qu'il pense. Parfois, ça peut choquer les autres. Il ne peut pas mentir parce qu'il ne peut connaître que ce qui existe. Il ne peut pas imaginer ce qui n'existe pas. Pour mentir, il faut imaginer une chose qui n'est pas vraie, qui n'existe pas. Il faut dire qu'on a fait quelque chose qu'on n'a pas fait. Il est possible de faire beaucoup de choses alors, pour mentir, il faut choisir entre toutes ces choses qu'on peut faire. C'est très difficile de choisir, c'est angoissant. L'Asperger dit donc ce qu'il voit, ce qu'il sait, ce qui est vrai. Il trouve donc tout à fait logique et normal de dire ce qu'il pense.

Mais il y a des choses qu'il ne faut pas dire, même si c'est vrai. On ne dit pas à une vieille personne : « Oh, tu as la peau toute ridée et tu marches tordue ». C'est sûrement vrai, mais ça va lui faire de la peine. Elle va être triste ou vexée. Elle te trouvera impoli et culotté d'oser lui dire ça. Elle te trouvera méchant. Pourtant, tu n'es pas méchant et tu n'as pas du tout envie de la rendre triste.

Ce n'est pas bien de mentir, mais ce n'est pas bien non plus de tout dire. Parfois, il vaut mieux ne pas dire certaines choses ou même mentir un peu. Par exemple, une dame est très contente de sa nouvelle robe et elle nous demande notre avis. Même si on ne trouve pas la robe très jolie, on veut lui faire plaisir alors on ment un peu, on lui dit : « Ah oui, elle n'est pas mal ta robe ». Ces petits mensonges permettent de garder une bonne ambiance (on n'a pas l'impression d'être fâchés), de garder ses amis, de faire plaisir et de ne pas passer pour quelqu'un qui est méchant, égoïste ou malpoli. Les Asperger ne peuvent pas mentir, mais il faut au moins qu'ils apprennent à ne pas tout dire.

Pourquoi est-ce si difficile de se faire des amis ?

L'enfant Asperger est gentil et veut avoir des amis. Il est souvent seul, mais ce n'est pas parce qu'il veut rester seul, c'est parce qu'il ne sait pas comment se faire des amis, il ne comprend pas comment il faut faire pour jouer ou parler avec les autres. Ça peut s'expliquer par plusieurs raisons :

L'enfant Asperger ne comprend pas les autres

L'enfant Asperger ne peut pas reconnaître les expressions sur un visage. Il ne sait pas si un visage est content ou non, si un visage montre que l'enfant est gentil ou non. Lorsqu'il voit un enfant, il ne peut pas prévoir si cet enfant va être gentil ou agressif. Il a donc peur d'aller vers cet enfant, même s'il a envie de jouer avec lui.

Il a peur des autres parce qu'il ne sait pas s'ils sont gentils ou s'ils sont dangereux. Il ne sait pas si les autres enfants ont envie de lui parler et de jouer avec lui. Il ne sait pas si, au contraire, les autres ont envie de se moquer de lui, de l'embêter ou de le taper.

C’est très difficile d’oser aller parler aux autres quand on ne sait pas s’ils sont gentils. C’est très dur d’aller vers les autres quand on a peur d’eux.

L’enfant Asperger ne comprend pas bien les autres enfants : il ne comprend pas toujours ce qu’ils disent, il ne comprend pas toujours ce qu’ils font. Il ne comprend pas les conventions sociales, c'est-à-dire ce qu’on peut faire et ce qu’on peut dire. Par exemple, il ne sait pas qu’il ne doit pas dire à un enfant : « Tu es très gros ». Il ne sait pas qu’on ne doit pas bousculer un enfant pour prendre sa place. Il ne peut pas imaginer quel sentiment ça va provoquer chez l'autre. Lorsqu’un enfant Asperger dit des choses qui dérangent, les autres enfants ne veulent plus jouer avec lui. Ils le chassent ou le tapent. L’enfant Asperger ne comprend pas pourquoi les enfants réagissent de cette façon. Souvent, il ne comprend pas pourquoi les autres sont agressifs ou désagréables avec lui. Il ne s’est pas rendu compte que lui-même a été agressif ou désagréable avec eux : il les a bousculés, il a crié, il leur a dit des choses qui ne sont pas gentilles.

C’est un peu comme si l’enfant Asperger n’a pas le mode d’emploi pour être avec les autres.

Les autres ne comprennent pas l’enfant Asperger

Les autres enfants ne comprennent pas l’enfant Asperger. Ils se moquent de lui ou en ont peur.

L’enfant Asperger a des comportements bizarres. Parfois il rit ou crie et personne ne sait pourquoi il a ri ou pourquoi il a crié.

Il a peur et a une réaction agressive et inattendue. À part lui, personne n'a eu peur parce qu'il n'y avait rien qui faisait peur. Les autres enfants n'ont pas eu peur alors ils ne pensent pas que l'enfant Asperger a eu peur. Ils ne comprennent pas pourquoi il réagit en criant, en tapant, en s'enfuyant, en se cachant derrière ses mains.

Les autres enfants ne savent pas non plus que l'enfant Asperger est très sensible au bruit et à l'agitation, quand il y a trop d'enfants qui courent, en récréation. Ils ne savent pas que ça peut faire une sorte de tempête dans la tête d'un Asperger et que c'est pour ça qu'il a besoin de se cacher les yeux ou se boucher les oreilles, ou alors qu'il a besoin de se sauver, de se cacher, de crier, de se balancer. Tous ces comportements leur paraissent bizarres. Ils ne comprennent pas l'enfant Asperger. Ils se moquent de lui ou l'embêtent. Et, en même temps, ils en ont peur. Ils n'ont pas envie de jouer avec un enfant bizarre qui leur fait peur.

Les enfants voient bien que l'enfant Asperger est différent, mais ils ne comprennent pas comment il pense. Ils ne savent pas ce qu'il ne peut pas faire, comme, par exemple, lire sur leurs visages, comprendre quand ils parlent avec des expressions.

Une communication très difficile

Communiquer, c'est être avec quelqu'un, échanger avec lui (échanger des idées, parler avec lui), partager des jeux, des bons moments. Pour communiquer, il vaut mieux se connaître et se comprendre.

On vient de voir que, malheureusement, l'enfant Asperger ne comprend pas bien les autres enfants et que les autres enfants ne comprennent pas bien l'enfant Asperger. Ça complique la communication entre eux.

L'enfant Asperger ne sait pas comment communiquer avec les autres. Il ne sait pas comment commencer à parler avec un autre enfant. Il ne sait pas quoi dire. Il a envie de parler des sujets qui l'intéressent et ne s'intéresse pas à ce qui intéresse les autres.

Il ne comprend pas bien tout ce que disent les enfants et tout ce qu'ils font, il ne sait pas comment répondre. Si un enfant lui parle et qu'il y a du bruit autour d'eux, il ne comprend pas bien ce qu'on lui dit, il n'arrive pas à reconnaître les mots dans tout ce bruit.

Il parle souvent sans regarder la personne à qui il parle. Ça aussi, ça peut déranger un enfant et le mettre mal à l'aise.

Des centres d'intérêt différents

Un enfant Asperger aime les activités répétitives. Il n'aime pas le changement, l'imprévu. Au contraire, les enfants aiment le changement, les surprises, les nouveaux jeux.

L'enfant Asperger s'intéresse à un ou deux sujets qui le passionnent. Il veut savoir le plus de choses possible sur ces sujets et veut ne parler que de ça. Pour lui, c'est rassurant de tout connaître d'un sujet parce qu'il a du mal à comprendre ce qui l'entoure.

Maîtriser un sujet, tout savoir dessus, le rassure. Il n'imagine pas que les autres ne s'intéressent pas à ce sujet. Il ne sait pas que les autres n'ont pas envie de toujours parler du même sujet. Alors, il essaye de parler avec les enfants et il ne comprend pas pourquoi les enfants s'en vont. C'est parce qu'ils s'ennuient : ils ont devant eux un enfant Asperger qui parle toujours de la même chose et qui n'écoute pas ce qu'ils disent, qui ne répond pas à leurs questions. Eh bien oui, l'enfant Asperger semble ne pas s'intéresser à ce que disent les autres quand ils parlent d'autre chose que du sujet qui le passionne. Alors, les autres n'ont pas envie de rester écouter un enfant qui parle sans s'intéresser à eux.

Les enfants aiment bouger, jouer en criant, courir, se bousculer, chahuter. Au contraire, l'enfant Asperger n'aime pas le bruit, n'aime pas quand il y a des enfants qui crient et bougent trop, à côté de lui. Il n'aime pas qu'on le touche ou qu'on le bouscule. Il préfère le calme.

Un enfant Asperger sait-il jouer ? Sait-il jouer comme les autres enfants ? Les enfants jouent souvent à faire semblant. Ils jouent aux gendarmes et aux voleurs, aux pirates, à l'école (Un enfant fait semblant d'être la maîtresse et les autres font semblant d'être des élèves), à la famille (Un enfant fait le bébé et l'autre enfant « est » sa maman). Les enfants jouent en faisant « comme si » ils sont quelqu'un d'autre, ils jouent des rôles comme au théâtre, ils font semblant, ils imaginent. Un enfant Asperger ne sait pas faire semblant et jouer à des jeux d'imagination. Il a beaucoup de mal à jouer avec les autres à ces jeux d'imagination.

Dans les jeux organisés, comme le foot, chat perché ou d'autres jeux qui ont des règles, l'enfant Asperger ne comprend pas toujours bien la règle du jeu, il ne sait pas ce qu'il doit faire, ce qu'il a le droit de faire ou de ne pas faire.

Et même, peut-être qu'il ne comprend pas l'intérêt du jeu, il ne trouve pas que le jeu est intéressant : il ne s'amuse pas.

Comme tu peux voir, il y a beaucoup de raisons qui expliquent que les enfants Asperger et les autres aient du mal à communiquer, à se parler, à jouer ensemble et à être amis. Mais ce n'est pas impossible.

Asperger et surdoué

Certains enfants sont Asperger et seulement Asperger. C'est déjà suffisant pour rendre leur vie compliquée. Il y en a qui sont Asperger et en même temps surdoués. Il y a aussi bien sûr des enfants qui ne sont que surdoués et pas du tout Asperger. Et eux aussi peuvent trouver que c'est parfois difficile d'être surdoués.

Je vais t'expliquer ce que c'est d'être surdoué. Tu vas voir qu'il y a des difficultés qui sont les mêmes pour les Asperger et les surdoués. Mais il y a aussi des différences. C'est difficile d'être Asperger. Ça peut aussi être difficile d'être surdoué. On peut donc penser que c'est encore plus difficile d'être les deux à la fois : Asperger et surdoué. La plupart du temps, ce n'est pas vrai. La précocité intellectuelle (C'est comme ça que s'appelle le fait d'être surdoué) peut, dans le cas d'un enfant Asperger, rendre les choses un peu plus faciles. C'est souvent plus facile d'être Asperger et surdoué que d'être seulement Asperger sans être surdoué. Certains arrivent même à « cacher » un peu qu'ils sont Asperger. Leurs parents ne les trouvent pas assez différents pour aller voir un médecin ou un psychologue qui dirait « Cet enfant est Asperger ».

Sais-tu ce que ça veut dire d'être surdoué ? Tu as sûrement entendu ce mot, à l'école ou à la télévision. Il y a sûrement un enfant surdoué dans ta classe. Ou peut-être deux.

C'est peut-être celui qui a sauté une classe ou celui qui travaille très bien et donne toujours les bonnes réponses. Mais attention, tous les enfants surdoués ne sont pas de très bons élèves. Il y en a beaucoup qui n'arrivent pas du tout à être de bons élèves. Il paraît qu'un tiers des enfants surdoués sont en échec scolaire, ils ne réussissent pas à l'école. Un enfant surdoué risque donc d'être en difficulté à l'école. Mais un enfant surdoué Asperger n'a pas ce problème-là. Tu vois qu'il y a quand même des différences et que les deux ensemble (Asperger et surdoué), ça ne rend pas forcément la vie encore plus difficile.

Il y a beaucoup d'enfants qui sont Asperger et aussi surdoués alors que personne ne le sait. Pour certains, on sait qu'ils sont Asperger, mais on ne sait pas qu'ils sont surdoués. Pour d'autres, c'est le contraire, on sait qu'ils sont surdoués, mais on ne sait pas qu'ils sont aussi Asperger. Peut-être que toi aussi, tu es surdoué et tu ne le sais pas.

L'enfant surdoué est un enfant très intelligent ?

Oui, l'enfant surdoué est un enfant très intelligent, plus intelligent que la plupart des enfants de son âge. Mais ce n'est pas tout. C'est aussi un enfant différent. Il pense et ressent les choses différemment. Et il est souvent gêné par cette différence, comme toi tu es gêné par ton syndrome d'Asperger. Lui aussi, il se sent parfois anormal, fou ou nul alors que ce n'est pas vrai. Il est juste différent.

Mais d'abord, c'est quoi l'intelligence ? Tu connais le mot, tu l'as déjà entendu, mais sais-tu ce qu'il signifie ?

Beaucoup d'enfants disent qu'ils connaissent le mot « intelligence », mais quand on leur demande de l'expliquer, ils ne savent pas vraiment ce que c'est. Ils disent qu'être intelligent, c'est savoir beaucoup de choses ou bien travailler à l'école. Ce n'est pas seulement savoir des choses et bien travailler. L'intelligence permet de comprendre ce qu'on nous explique. Elle permet de réfléchir et trouver des solutions. Elle permet d'apprendre et d'utiliser nos connaissances pour réussir un exercice.

Un enfant intelligent peut comprendre, apprendre et réussir un travail aussi bien que les enfants de son âge. Un enfant surdoué peut réussir un travail aussi bien qu'un enfant plus grand. Il est en avance. Il peut comprendre et apprendre plus vite et plus tôt que les autres. Par exemple, beaucoup d'enfants surdoués apprennent à lire à 3 ans ou 4 ans, parfois avec très peu d'aide. S'il est motivé à l'école, s'il a confiance en lui et s'il fait des efforts, un surdoué peut être un élève brillant, faire de grandes études et avoir un métier très intéressant.

Comment peut-on savoir si un enfant est intelligent ? Le sais-tu ? As-tu déjà entendu parler des tests d'intelligence ? Et des tests de QI ? Eh bien oui, il existe des tests pour « mesurer » l'intelligence. Ces tests ne sont pas parfaitement justes. On peut se tromper en trouvant un niveau d'intelligence avec ces tests. Et surtout, l'intelligence n'est pas comme le poids ou la taille : on ne peut pas la mesurer avec précision. Avec les tests d'intelligence, on peut seulement savoir si l'enfant n'est pas assez intelligent ou s'il est normalement intelligent ou encore s'il est très intelligent.

Avec un test d'intelligence, on calcule un QI, c'est-à-dire un « quotient intellectuel ». À l'école, tu as appris que le quotient est le résultat d'une division.

Si nous sommes six enfants et qu'on veut se partager 24 bonbons, nous faisons une division : 24 divisé par 6 et nous trouvons 4. Chaque enfant aura 4 bonbons. 4 est le résultat de cette division. 4 est le quotient de 24 divisé par 6.

Les psychologues qui ont inventé et utilisé les premiers tests d'intelligence ont choisi le mot « quotient » parce qu'ils divisaient le niveau de l'enfant par son âge, puis le multipliaient par 100. Si un enfant de 6 ans réussissait le test comme un enfant de 6 ans, il avait un niveau normal et son quotient intellectuel était de 100. S'il réussissait comme un enfant plus âgé, il avait un QI au-dessus de 100. Par exemple, un enfant de 6 ans qui réussissait comme s'il avait 8 ans avait un QI de 133.

Tu as sans doute remarqué que les verbes de mes dernières phrases sont au passé. Je dis que son QI « était » de 133. J'utilise le passé parce que ce sont les premiers tests d'intelligence qui permettaient de calculer un QI de cette façon. Maintenant, on ne fait plus comme ça. Mais on a quand même gardé le mot QI parce que tout le monde le connaît, alors c'est plus pratique.

Le premier test d'intelligence a été inventé en 1905 par un psychologue français qui s'appelait Alfred Binet. Ça fait seulement un peu plus de 100 ans qu'on peut calculer l'intelligence d'un enfant avec un test. Avant 1905, on ne pouvait pas le faire. Alfred Binet a créé le premier test d'intelligence, mais ce n'est pas lui qui a inventé le terme QI, c'est un psychologue allemand qui s'appelait William Stern. Alfred Binet calculait un « âge mental » : si l'enfant réussissait comme un enfant de 8 ans, il avait 8 ans d'âge mental. William Stern a eu l'idée de diviser cet âge mental par l'âge de l'enfant.

$$QI = \frac{\text{Âge mental (en mois)}}{\text{Âge réel (en mois)}} \times 100$$

Un enfant qui a une intelligence normale a un QI d'environ 100. Lorsqu'un enfant a un QI plus grand que 130, on dit qu'il est surdoué. Il y a environ 2 enfants sur cent qui ont un QI plus grand que 130. Il y a donc 2 % d'enfants surdoués. Il y a des enfants qui ont des QI très élevés, mais ils sont plus rares. Un seul enfant sur 1000 a un QI d'au moins 145. Au-dessus de 150, il y en a encore moins, mais c'est difficile de bien savoir combien il y en a exactement.

Quand presque tout le monde a une intelligence plus ou moins identique et qu'un enfant a une intelligence rare, c'est normal qu'il ne se sente pas comme les autres. C'est toujours difficile de ne pas être comme les autres. C'est pour ça que ce n'est pas facile d'être surdoué.

Au fait, on parle des enfants surdoués, mais quand ils sont adultes, sont-ils encore surdoués ? Eh bien oui, ce ne sont plus des enfants surdoués, mais des adultes surdoués. On naît surdoué, on est un enfant surdoué et ensuite un adulte surdoué. On reste surdoué toute sa vie. Le cerveau des surdoués est un peu différent et il ne fonctionne pas tout à fait comme le cerveau des autres. Le cerveau d'un surdoué reste différent alors le surdoué reste surdoué. C'est pour ça que le terme « enfant précoce » n'est pas très juste. Le mot « précoce » veut dire « en avance », mais quand on est seulement en avance, les autres nous rattrapent. Un jour, ils ont le même niveau. Un enfant peut être précoce pour marcher, mais un jour, tous les enfants marchent aussi bien que lui.

Un surdoué est précoce dans l'enfance, mais les autres ne le rattraperont pas, ils n'arriveront jamais à comprendre et à apprendre aussi bien que lui. Ils ne penseront et ne ressentiront jamais les choses comme lui. Le surdoué reste surdoué et différent.

Alors, c'est quoi être « surdoué » ?

Un enfant surdoué peut apprendre et savoir des choses plus tôt que les autres. Il est en avance, a une intelligence supérieure et surtout différente. Mais ça ne se résume pas à une différence d'intelligence. Un enfant surdoué est un enfant différent. Comme toi, il a parfois du mal à vivre avec sa différence et à trouver sa place parmi les enfants de son âge. Voici en quoi il peut être différent :

L'enfant surdoué n'utilise pas son cerveau comme les autres

Normalement, on utilise un peu les deux parties du cerveau pour penser. On les appelle des « hémisphères cérébraux » parce que le mot « hémi » veut dire « moitié » et le mot « sphère » désigne une boule. Le cerveau ressemble un peu à une boule, c'est pour ça que ses deux moitiés s'appellent des hémisphères.

Les deux hémisphères ne font pas le même travail, chacun est spécialisé :

* Le cerveau gauche, c'est-à-dire l'hémisphère gauche, nous aide à bien parler, à calculer, à travailler avec des informations dans l'ordre : par exemple pour reconnaître les lettres dans l'ordre et lire le mot sans se tromper. Le cerveau gauche sert à faire une chose à la fois.

* Le cerveau droit, c'est-à-dire l'hémisphère droit, sert à mettre ensemble plusieurs informations et à faire plusieurs choses à la fois. Il s'occupe aussi des émotions : la joie, la colère, la tristesse, la peur et encore beaucoup d'autres émotions.

La grande différence entre les Asperger et les surdoués, c'est que les Asperger utilisent mal leur cerveau droit et les surdoués utilisent mal leur cerveau gauche.

Quand je dis que les surdoués utilisent mal leur cerveau gauche, ce n'est pas tout à fait vrai. Certains surdoués l'utilisent bien, mais presque tous les surdoués utilisent mieux leur cerveau droit. Ils utilisent moins facilement leur cerveau gauche, mais ce n'est pas juste de dire qu'ils l'utilisent mal. Il n'y a que quelques enfants surdoués qui ont du mal à utiliser leur cerveau gauche.

Tu as sûrement entendu parler d'Albert Einstein. C'était un grand chercheur qui a fait des découvertes scientifiques très importantes. Il était très intelligent et pourtant il a appris à parler très tard et avait beaucoup de mal à lire. Son cerveau droit marchait très bien et lui a permis de faire des découvertes auxquelles personne n'avait jamais pensé. On peut même dire que c'était un génie. Mais son cerveau gauche ne fonctionnait pas bien et l'a gêné pour apprendre à parler et à lire. Il était surdoué.

Comme Albert Einstein, l'enfant surdoué utilise généralement beaucoup plus son cerveau droit que son cerveau gauche.

Pour les autistes et les Asperger, c'est le contraire : le cerveau droit fonctionne moins bien, c'est pour ça qu'ils ne mettent pas les informations ensemble, qu'ils ne voient qu'une chose à la fois et ne connaissent pas bien les émotions. Si un enfant est Asperger et surdoué, il arrive un peu mieux à utiliser ses deux hémisphères cérébraux.

Le cerveau droit apporte aussi au surdoué l'intuition et l'empathie. L'intuition consiste à deviner quelque chose : par exemple, un surdoué sait quel est le résultat d'un problème de mathématiques, mais si on lui demande comment il le sait, il ne peut pas répondre. Il sait que c'est le résultat, mais ne sait pas pourquoi. Il le sait, c'est tout. Il le sait par intuition. L'empathie consiste à pouvoir imaginer ce que pensent les autres, à ressentir ce qu'ils ressentent. Si un surdoué voit un enfant triste, il se sent triste aussi.

Un Asperger manque d'intuition et d'empathie et ça l'empêche de bien comprendre les autres. Un surdoué a beaucoup d'intuition et d'empathie. Un enfant qui est Asperger et aussi surdoué aura donc plus d'intuition et d'empathie qu'un autre enfant qui n'est qu'Asperger sans être surdoué.

L'enfant surdoué a une grande mémoire

Il retient vite ce qu'il apprend, le retient longtemps. C'est souvent sa mémoire visuelle qui est la plus développée : il mémorise mieux ce qu'il voit.

Les Asperger, eux aussi, ont une grande mémoire, pour retenir le sens des mots, les leçons, les chiffres et tout le reste. Certains ont une mémoire exceptionnelle et retiennent tout ce qu'ils voient. D'autres peuvent apprendre de grandes séries de chiffres et les répéter dans l'ordre où ils les ont appris.

L'enfant surdoué est très sensible

Son cerveau réagit vite et beaucoup : il voit tout, entend tout, remarque le moindre détail. Souvent, ses sens sont trop sensibles : il est gêné par le bruit, les odeurs, le toucher, l'agitation. Il est sensible aussi pour autre chose : si on lui dit quelque chose qui ressemble à un reproche, si on lui dit qu'on n'est pas content de lui, il est touché, blessé, malheureux. Même si ce n'est pas grave, ça l'embête vraiment. Même les petites choses peuvent être graves pour lui. Toi aussi, tu es très sensible.

L'enfant surdoué peut avoir des difficultés importantes à communiquer avec les autres enfants

Certains n'ont pas d'amis et restent souvent seuls. Ils n'ont pas le « mode d'emploi », la « recette » pour se comporter comme des enfants, avec d'autres enfants. Ça peut être parce qu'ils ont peur des autres, parce qu'ils n'ont pas envie de jouer aux mêmes jeux ou de parler des mêmes choses : ils trouvent que les enfants de leur âge sont des bébés. Ils préfèrent être avec des enfants plus âgés, mais ceux-ci les repoussent parce qu'ils les croient trop jeunes. Pour toi aussi, c'est difficile de communiquer avec les autres.

L'enfant surdoué peut avoir des difficultés à rester concentré

Le manque d'attention est fréquent, mais apparaît surtout quand l'enfant surdoué s'ennuie, lorsque le travail ne l'intéresse pas. Il pense à quelque chose, réfléchit à son exercice ou écoute le professeur, mais très vite, il pense à autre chose. Sa pensée dérive, ses idées s'enchaînent et l'éloignent de son travail. Il a bien vite oublié qu'il devait écouter son professeur ou faire son exercice. Il ne reste pas concentré. Toi aussi tu as souvent des problèmes de concentration.

L'enfant surdoué peut être synesthète

La synesthésie consiste à mélanger, sans faire exprès, des perceptions qui ne doivent normalement pas se mélanger. La synesthésie la plus fréquente concerne les couleurs : lorsque j'entends un son, une lettre, un mot ou un chiffre, ça me fait penser à une couleur. Par exemple, le I est jaune, le A est rose. Le 2 est vert pâle et le 7 vert foncé. Pour un autre synesthète, les couleurs sont différentes. Chaque synesthète a ses associations de couleurs. Il y a d'autres synesthésies plus rares. Certaines personnes voient des couleurs ou ressentent un goût dans la bouche en entendant une musique. D'autres voient les chiffres sous des formes différentes. Pour d'autres, la semaine et la distribution des mois dans l'année ont une forme particulière. Toutes ces choses ne vont pas ensemble normalement, sauf pour les synesthètes, parce que dans leur cerveau, les informations circulent plus vite.

Un synesthète ne peut pas s'empêcher d'être synesthète. Souvent, il n'en parle pas parce qu'il pense que c'est normal et que tout le monde pense à des couleurs en entendant des mots. Eh bien non, tout le monde n'est pas synesthète. La plupart des gens ne s'imaginent même pas ce que ça peut être de penser à une couleur différente pour chaque chiffre. Sur cent personnes, il n'y en a que quatre qui sont synesthètes. Les Asperger peuvent être synesthètes.

Parmi toutes ces caractéristiques fréquentes chez les enfants surdoués, tu en reconnais certainement beaucoup. Toi aussi, tu es très intelligent et tu as beaucoup de mémoire, surtout pour ce que tu vois. Toi aussi tu peux être un très bon élève et réussir tes études. Toi aussi, tu es très sensible et tu peux être gêné par le bruit, les odeurs, les gens qui te touchent, les enfants qui courent à côté de toi dans la cour. Toi aussi, tu n'arrives pas bien à te faire des copains. Toi aussi, tu n'es pas très concentré. Peut-être que toi aussi tu es synesthète et que tu vois les mots en couleur. Toutes ces caractéristiques sont communes aux Asperger et aux surdoués. Les surdoués ont un cerveau qui fonctionne un peu différemment. Les Asperger, eux aussi, ont un cerveau qui a un fonctionnement différent. Certains chercheurs pensent que les différences des surdoués et des Asperger sont un peu pareilles. Le cerveau des surdoués et des Asperger est peut-être un peu pareil. Mais il y a quand même une différence qui fait que certains sont surdoués sans être Asperger et d'autres sont Asperger sans être surdoués. Il y a aussi des enfants qui sont les deux : surdoué et Asperger et ce n'est pas rare du tout.

Si tu n'es pas surdoué, retiens tout de même que tu n'es pas seul à te sentir différent. 2 % des enfants sont des enfants surdoués et pensent un peu comme toi, ressentent un peu les choses comme toi.

Si tu es Asperger et aussi surdoué, ce n'est pas grave, ne t'inquiète pas. Au contraire, ça peut être un avantage parce que :

* Les Asperger ont du mal à imaginer ce que pensent les gens. Pour les surdoués, c'est le contraire : ils imaginent très bien ce que pensent les autres. Ils ont de l'empathie : c'est la capacité de comprendre et savoir ce que les autres ressentent. Les autistes et les Asperger n'ont pas du tout d'empathie. Les surdoués en ont beaucoup. Le manque d'empathie des Asperger et le trop d'empathie des surdoués peuvent s'équilibrer chez un enfant qui est Asperger et surdoué.

* Les Asperger ont du mal à faire des liens entre les informations et les perceptions : ce qu'ils entendent, ce qu'ils voient et ce qu'ils sentent sur leur peau, dans leur nez, dans leur bouche ou à l'intérieur de leur corps. Par contre, ils sont très forts pour voir les détails et découper les choses en morceaux. Pour les enfants surdoués, c'est le contraire : ils sont très bons pour faire une synthèse, mettre les informations ensemble, pour comprendre quelque chose qui n'est pas dit ou qui n'est pas écrit. Mais ils ne sont pas toujours à l'aise pour faire attention à des choses séparées qui se suivent dans un certain ordre. Un enfant qui est Asperger et surdoué doit avoir moins de difficultés pour voir les choses en entier et aussi les unes après les autres.

* Les Asperger n'ont pas d'imagination, mais les surdoués en ont beaucoup.

Tous ces contraires peuvent se compenser chez un enfant qui est Asperger et surdoué. Ça explique que de nombreux enfants qui cumulent syndrome d'Asperger et précocité intellectuelle ne soient pas reconnus comme tels.

On voit qu'ils sont différents et qu'ils paraissent bizarres, sans qu'on sache pourquoi et sans que personne ne pense qu'ils sont peut-être surdoués et Asperger. Parce que le fait d'être surdoué cache un peu leur syndrome d'Asperger. Parce que leur syndrome d'Asperger ne permet pas de voir qu'ils sont surdoués.

Il arrive parfois qu'un enfant soit soupçonné d'être surdoué ou Asperger parce qu'il y a des comportements identiques dans les deux cas. Mais on ne pense pas qu'ils peuvent être les deux.

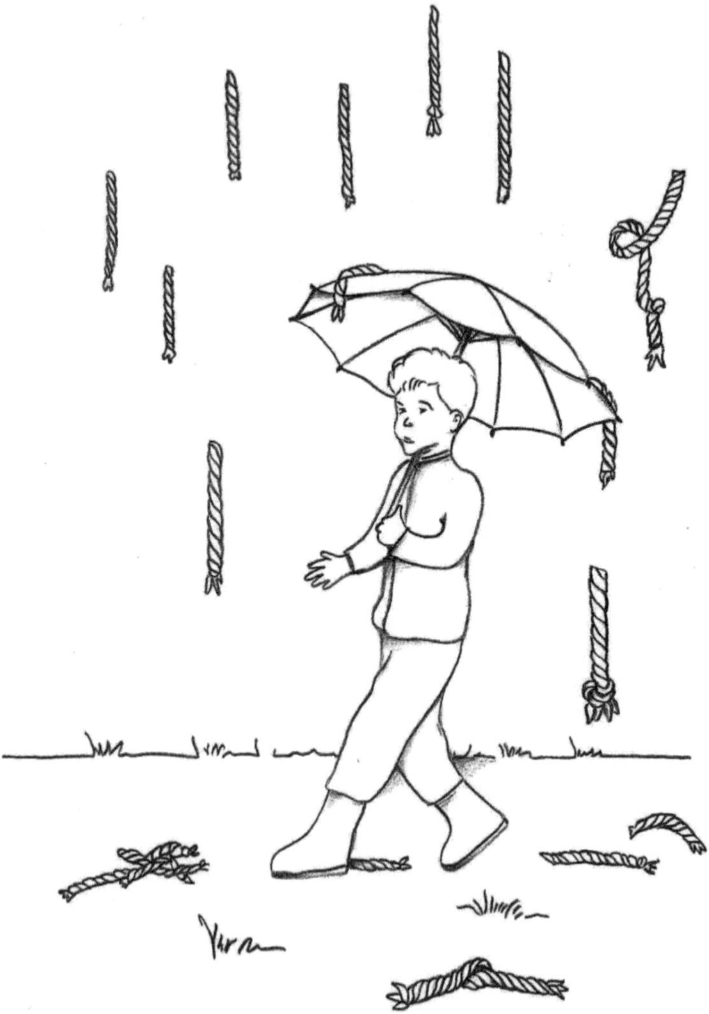

Il pleut des cordes

(Il pleut très fort).

L'Asperger et l'école

Les enfants Asperger sont en général de bons élèves, mais certains rencontrent des difficultés et ont besoin d'une personne qui les aide à mieux comprendre et à mieux travailler en classe. Ces personnes qui aident les élèves s'appellent : « AVS », auxiliaires de vie scolaire. Maintenant, on les appelle aussi : « ASCO », auxiliaires de scolarisation.

Tu as peut-être une maîtresse ou un maître. Si tu es au collège, tu as des professeurs. Comme je ne sais pas dans quelle classe tu es et que je parle d'un enfant Asperger au hasard, je vais utiliser le mot « professeur ». Une maîtresse et un maître d'école sont aussi des professeurs. On les appelle « professeurs des écoles ».

L'attention

L'enfant Asperger ne peut pas faire attention à ce que dit son professeur sans penser à autre chose, sans entendre les bruits qui ne servent à rien, sans voir des choses qui ne servent à rien. Il entend tout et voit tout. Ça l'empêche d'être concentré sur son travail, ça l'empêche de bien écouter quand quelqu'un parle.

S'il a une AVS, cette personne peut l'aider à rester concentré, à faire attention à son travail, à écouter le professeur, à ne pas s'occuper de choses qui ne sont pas importantes.

Les difficultés de compréhension

L'enfant Asperger ne comprend pas toujours ce qu'il doit faire. Si le professeur parle pour expliquer les consignes, l'enfant Asperger ne sait pas toujours ce qu'il faut faire. Pourquoi ? Premièrement, j'ai déjà expliqué que l'enfant Asperger ne comprend pas quand on lui parle avec des phrases bizarres. Si son professeur parle de cette façon bizarre, il ne comprend pas. Deuxièmement, il ne reste pas concentré longtemps. Si le professeur parle trop longtemps, l'enfant Asperger arrête d'écouter avant d'avoir entendu la fin de l'explication. Il lui manque donc une partie de la consigne. Il sait ce qu'il doit faire au début, mais il n'a pas entendu ce qu'il doit faire quand il a fini le premier exercice. Pour que l'enfant Asperger comprenne bien les consignes, il faudrait que son professeur lui montre ce qu'il faut faire en écrivant au tableau. S'il ne pense pas à te montrer ce qu'il faut faire, demande-lui de te montrer un exemple au tableau.

Lorsqu'il faut lire, c'est pareil. L'enfant Asperger ne comprend pas tout ce qui est écrit si le texte n'est pas clair, s'il y a des choses qui ne sont pas expliquées, s'il y a des expressions, des mots d'argots, si le langage est bizarre. Et pourtant, il connaît beaucoup de mots et sait très bien lire.

Parfois, pour faire un travail, il faut lire les consignes. Pour résoudre un problème de mathématiques, il faut lire l'énoncé. Si l'énoncé n'est pas clair, l'enfant Asperger ne réussira pas à résoudre le problème, même s'il est très bon en mathématiques. Lorsque des consignes ou des énoncés de problèmes ne sont pas clairs et que tu ne les comprends pas, il faut demander à ton professeur de te les expliquer.

L'écriture

L'enfant Asperger a très souvent des difficultés pour faire des gestes différents. Il a du mal à coordonner ses gestes. Coordonner, ça veut dire « faire les choses ensemble » ou « faire les choses à la suite, dans le bon ordre ». Par exemple, il n'arrive pas à écrire vite. Son écriture est lente et fatigante. Il doit faire beaucoup d'efforts pour écrire alors il perd du temps et ne peut pas réfléchir assez à l'exercice qu'il est en train de faire. C'est pour ça qu'on essaye de le faire écrire moins que les autres enfants. S'il a une AVS, c'est cette personne qui peut écrire à sa place, de temps en temps.

L'enfant Asperger est parfois perfectionniste, ça veut dire qu'il veut que son écriture soit parfaite, alors il perd beaucoup de temps à gommer, à réécrire des lettres pour qu'elles soient encore mieux écrites. Il écrit lentement et en plus, il perd du temps pour recommencer certaines lettres.

S'il a trop de mal à écrire, on peut lui fournir un ordinateur. C'est plus facile de taper les lettres sur un clavier que d'écrire à la main. Ensuite, on peut imprimer ce qu'on a écrit. C'est mieux écrit, c'est moins fatigant et ça va plus vite. Et c'est plus facile à relire.

L'anxiété

Comme tous les enfants autistes, l'Asperger a besoin de routines, de repères, de choses qui sont toujours pareilles. Ça le rassure. Il n'aime pas ce qui n'est pas prévu, les changements, les surprises. À l'école, il y a souvent des changements dans l'emploi du temps. À certaines périodes, on va à la piscine ou au ski. Parfois, il y a une sortie, un spectacle, une personne qui vient expliquer son métier dans la classe. Alors, bien sûr, ces jours-là, on ne travaille pas comme les autres jours. Tout ça peut être très gênant pour un Asperger. Ça peut le rendre très anxieux. Il a peur, n'arrive plus à écouter. Il veut se sauver, se cacher, ne plus rien voir, ne plus rien entendre.

La fatigue

L'enfant Asperger fait beaucoup d'efforts pour comprendre ce qu'on lui dit, pour faire attention à son travail, pour écrire. Tout ça le fatigue. Il est très sensible à tous les bruits et à l'agitation autour de lui. Une école est un lieu très fatigant : il y a du bruit, des enfants qui parlent en même temps, qui bougent, qui courent, qui se déplacent, surtout dans la cour de récréation. Ton professeur doit te donner un peu moins de travail qu'aux autres quand il voit que tu es fatigué. Il doit aussi te laisser plus de temps pour faire le travail. S'il ne pense pas à faire attention à ta fatigue, dis-lui que tu es fatigué ou que tu as besoin de plus de temps, que tu n'arrives pas à travailler vite. Si tu ne supportes plus le bruit, si tu es vraiment trop fatigué, si les enfants bougent trop autour de toi, demande à aller dans un endroit plus calme.

Lorsqu'il y a trop de bruit, d'enfants qui bougent, d'agitation, ça fait un peu comme une tempête dans ta tête, ça te fait peur et ça peut même te faire très mal à la tête. Il y a des enfants Asperger qui crient quand ils ressentent ce genre de tempête dans leur tête. Ils crient ou ferment les yeux, se bouchent les oreilles, se balancent et font un bruit avec leur bouche pour ne plus entendre le bruit autour d'eux. Ils se protègent de tout ce qui les fatigue autour d'eux, ou de tout ce qui leur fait peur. C'est un peu comme s'ils s'enferment dans leur tête pour être tous seuls et pour être tranquilles. Dans ces cas-là, certains enfants Asperger disent : « Je fais l'autiste ». Les enfants autistes font souvent comme ça quand ils ont peur ou quand il y a trop de bruit autour d'eux et qu'ils ne le supportent plus.

Ça t'arrive peut-être de te comporter de cette façon. Pour toi, ce n'est pas gênant de te comporter comme un autiste parce que tu ne sais pas ce que les autres pensent et tu ne t'intéresses pas à ce qu'ils pensent. Dans ces moments-là, quand un enfant Asperger crie, se balance sur sa chaise pour se rassurer, se bouche les oreilles et les yeux pour être tout seul, les autres pensent qu'il est bizarre ou qu'il est fou. Ils le trouvent « pas normal ». C'est dommage que les autres pensent ça de toi. Tu n'es pas fou, tu as seulement besoin de te protéger pour ne plus voir et entendre ce qui te gêne ou te fait peur.

Il vaut mieux aller voir ton professeur et lui dire : « Je ne supporte plus le bruit, ça me fait mal aux oreilles » ou tu lui dis que ça te fait peur ou que ça te fatigue, si au lieu d'avoir mal aux oreilles, tu as peur ou que tu es fatigué par ce bruit. Tu lui demandes de t'aider :

* Si tu es dans la classe et qu'il y a trop de bruit, tu es fatigué, tu n'arrives plus à réfléchir, tu as envie de crier ou de partir. Tu peux demander à aller dans la pièce d'à côté.

* Si tu es dans la classe, tu peux aussi demander à aller te promener dans la cour avec ton AVS, si tu as cette personne avec toi. Le professeur peut te laisser te promener dans la cour si tu es accompagné par un adulte ou s'il peut te surveiller en restant dans la classe.

* Si tu es dans la classe, tu peux aussi demander au professeur de demander le silence ou dire aux enfants de parler moins fort.

* Si tu es dans la cour pendant la récréation, tu peux demander à aller dans un endroit tranquille pour lire un livre ou jouer avec un enfant calme qui veut bien venir avec toi. Tu peux aller, par exemple, dans une classe où il y a un professeur qui est resté pour préparer un travail. Si tu es assez sage pour rester seul, tu peux peut-être aller dans la bibliothèque de l'école.

Si tu n'oses pas demander tout ça à ton professeur, demande à tes parents de lui en parler. C'est important qu'un professeur sache comment aider un Asperger : avec un peu d'aide de sa part, la scolarité de son élève Asperger peut très bien se passer.

Deuxième partie

Et les autres, comment ils pensent ?

Comment voit-on les choses si on n'est pas Asperger ?

Une personne qui n'est pas Asperger comprend beaucoup de choses sans avoir besoin d'explication. Dès la naissance ou plutôt dès les premières semaines, un bébé peut reconnaître si un visage est triste ou content. Des chercheurs ont fait des recherches avec de tous petits bébés. Devant un visage triste, l'enfant semble inquiet. Devant un visage souriant, le bébé est détendu. Reconnaître les émotions sur les visages ne s'apprend pas, on sait le faire presque dès la naissance. Un petit enfant sait aussi montrer ses émotions. Il a une tête inquiète si quelque chose lui fait peur. Il sourit et a un visage content si tout va bien. Il fait une tête triste s'il n'est pas content. Il fait une grimace si ce qu'il boit n'est pas bon (un médicament par exemple). Dès les premiers jours, le bébé est capable de faire dire des choses à son visage. Il n'a pas besoin de l'apprendre ni de l'imiter, il sait le faire. Pour un enfant Asperger, ce n'est pas pareil, il doit apprendre à lire les visages et reconnaître les émotions.

Pour une personne qui n'est pas Asperger, il y a beaucoup de choses qui n'ont pas besoin d'être apprises :

* Un petit enfant a fait une bêtise : par exemple, il a jeté un verre par terre et le verre s'est cassé. S'il est très petit, s'il ne sait pas encore parler, il ne sait pas que ce n'est pas bien de jeter les verres par terre.

Mais il sait que ses parents ne sont contents parce qu'ils lui parlent avec une voix « pas gentille », ils le regardent avec un regard « pas gentil ». Le petit enfant voit et comprend que ses parents sont fâchés parce qu'il a cassé un verre. Il le sait en les entendant parler et en regardant leur visage. Même s'il est trop petit pour comprendre les explications de ses parents, il sait qu'ils ne sont pas contents. Les petits enfants comprennent très vite ce que ressentent les parents.

* Si un enfant pleure, je peux deviner pourquoi il pleure, en regardant autour de lui : s'il est par terre, il pleure sûrement parce qu'il est tombé et s'est fait mal. S'il y a un enfant qui est en colère à côté de lui, il s'est sûrement battu avec cet autre enfant. Il a reçu un coup et pleure parce qu'il a mal. S'il marche vite et regarde partout, il cherche quelque chose. Il pleure sûrement parce qu'il a perdu un objet qu'il aime bien. Parfois, on ne peut pas deviner, mais il y a plein de situations où on arrive à savoir ce qui s'est passé sans avoir besoin qu'on nous l'explique. C'est de l'intuition

* Je peux prévoir les réactions des autres. Si je leur dis des paroles méchantes, ils ne vont pas être contents et vont être désagréables avec moi. Si je suis gentille avec eux, ils vont sûrement être gentils avec moi. Mais ce n'est pas toujours possible. Parfois, on ne prévoit pas bien les réactions des gens. Par exemple, on s'attend à ce qu'ils soient contents, mais ils sont malades ou très fatigués alors ils ne sont pas contents et pas gentils. On leur a dit : « Bonjour », on leur a parlé gentiment et on pense qu'ils vont répondre gentiment, mais non, ils ne répondent pas comme prévu parce qu'ils sont de mauvaise humeur. Quand ça arrive, ça nous étonne et nous fait un peu peur. C'est très embêtant de ne pas savoir comment va réagir une personne ou de voir qu'elle ne réagit pas comme prévu. Mais heureusement, ça n'arrive pas souvent pour nous qui ne sommes pas Asperger.

Je comprends que ça dérange les enfants Asperger et leur fasse peur parce que c'est très désagréable et gênant de se tromper ou de ne pas savoir comment va réagir une personne.

* Je peux imaginer ce que ressent la personne avec qui je parle. Si elle me dit qu'elle est triste, je sais ce que c'est d'être triste. Je peux comprendre ce qu'elle me raconte de sa tristesse, je peux m'imaginer en train d'être triste comme elle. Ça s'appelle l'empathie.

* Je peux reconnaître ce que me dit un visage : en regardant une personne, je comprends ce qu'elle me dit avec son visage. Je sais si elle a un visage triste qui dit qu'elle est triste. Je vois si elle a un visage souriant qui dit qu'elle est contente. Je vois si elle est étonnée, si elle ne comprend pas quelque chose, si elle est en colère, si elle a peur. Je peux comprendre presque tout ce que son visage me dit.

* Je peux reconnaître ce que me dit un soupir. Lorsqu'une personne souffle un peu fort, ça s'appelle soupirer. On peut soupirer pour dire qu'on ne veut plus attendre, ou pour dire qu'on est soulagé et qu'on a fini d'avoir peur, ou pour dire qu'on est découragé, qu'on a l'impression qu'on ne va pas réussir à faire quelque chose. Je peux comprendre presque tous les soupirs que j'entends et savoir pourquoi la personne soupire. C'est quelque chose qu'on ne m'a pas expliqué, je l'ai compris toute seule quand j'étais petite. Ce n'est pas quelque chose qu'on a besoin d'apprendre quand on n'est pas Asperger, on le sait à force de voir les gens soupirer, on finit par le comprendre tout seul.

* Je peux reconnaître ce que me dit un silence. Comme les soupirs, les silences peuvent dire qu'on est triste, fâché ou tranquille. Ça aussi, on finit par le comprendre sans avoir besoin qu'un parent ne nous l'explique.

On sait comprendre les ambiances : lorsqu'on arrive dans un endroit où il y a des gens qui ne se parlent pas, on ressent l'ambiance. On sait si les gens sont contents d'être ensemble ou s'ils sont fâchés. En voyant leurs regards, leurs mouvements, en entendant leurs silences et leurs soupirs, on peut savoir comment est l'ambiance. On peut savoir s'ils ne parlent pas parce qu'ils sont bien ensemble et qu'ils n'ont pas besoin de se parler. Ou alors, au contraire, on peut comprendre qu'ils se sont disputés et ne veulent plus se parler.

* Je peux reconnaître ce que me dit un mouvement. Lorsque je rencontre une personne, je sais si elle va être gentille avec moi, en regardant son corps et ses mains bouger. Si elle marche doucement, elle sera sûrement gentille. Si elle me tend la main en me souriant, elle m'accueille gentiment. Un geste de la main, selon sa vitesse, sa position, son mouvement, peut dire plein de choses.

Il n'y a pas que des différences entre nous. Les personnes qui ne sont pas Asperger ont aussi parfois les mêmes problèmes que toi :

* Il y a des enfants et même des adultes qui n'arrivent pas à se faire des amis, qui ne savent pas parler avec les autres, qui ne savent pas quoi dire. On dit qu'ils sont timides.

* Il y a des enfants et des adultes qui ont des difficultés pour faire attention à leur travail ou à ce qu'on leur dit. Ils ne sont pas concentrés.

* Il y a des enfants et des adultes qui sont anxieux, ils ont peur de plein de choses, ils ont peur des gens.

* Il y a des personnes qui sont très sensibles et qui ne supportent pas le bruit, les odeurs, l'agitation et les gens qui ne sont pas gentils.

* Il y a aussi nous tous, qui pouvons, par moment, être fatigués et ne plus rien supporter, nous tous qui, par moment, pouvons être timides et avoir peur de certaines personnes. Il nous arrive souvent de ne pas comprendre une personne qui a des réactions imprévues, qui ne dit pas ce qu'elle pense, qui est difficile à comprendre. On peut connaître les mêmes difficultés que toi à comprendre les autres et à être bien avec eux, mais ça nous arrive beaucoup moins souvent.

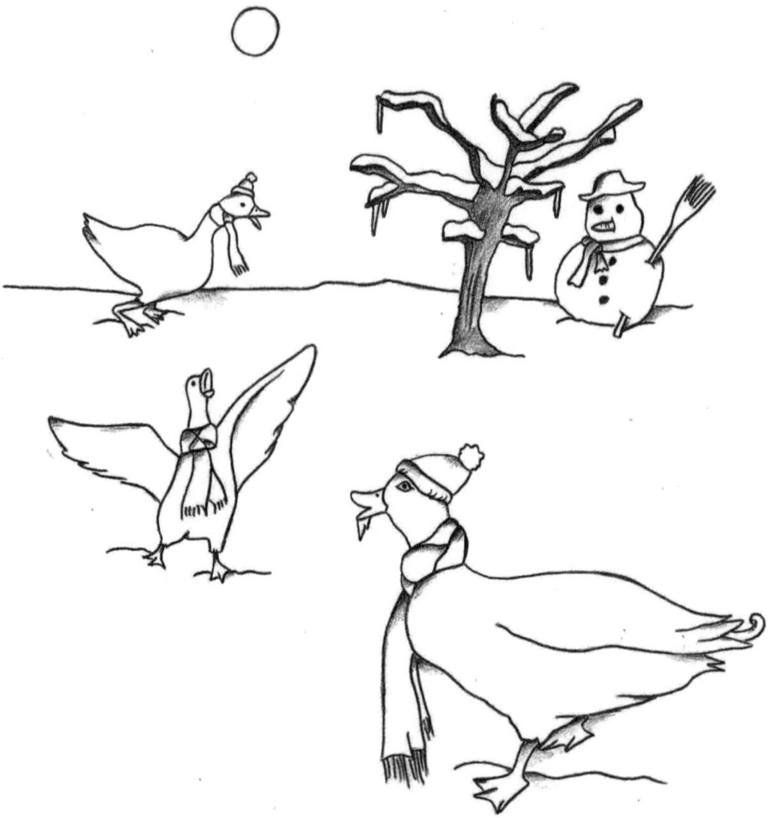

Il fait un froid de canard

(Il fait très froid)

Mais qu'est-ce que ça veut dire ?

Les expressions au sens figuré

Lorsque tu entends les gens parler ou quand tu lis une histoire, tu ne comprends pas toujours tout. Il y a parfois des expressions que tu ne connais pas. Ces expressions ne tiennent pas compte du vrai sens des mots. Elles ne sont pas logiques. Par exemple, pour dire que j'ai très faim, je peux dire : « J'ai les crocs ». Pourtant, un animal qui a des crocs n'a pas forcément faim. Je peux dire aussi : « J'ai la dalle ». Ce n'est pas du tout logique parce qu'une dalle est une plaque horizontale en béton et ça ne parle pas du tout de la faim. Personne ne sait pourquoi on a pris l'habitude de parler d'une dalle pour dire qu'on a faim, mais tout le monde sait que ça veut dire qu'on a faim. Sauf un Asperger qui ne comprend que ce qui est logique et vrai. S'il n'entend pas souvent cette expression et qu'il n'a pas demandé ce qu'elle veut dire, il ne comprend pas qu'elle parle de la faim. Il pense à une plaque de béton s'il connaît ce mot, ou à rien du tout.

Rassure-toi, beaucoup d'enfants de ton âge et même d'adolescents ne connaissent pas toutes les expressions. En français, il y en a beaucoup. Je ne vais pas t'expliquer toutes les expressions parce qu'il y en a trop et ce ne serait pas agréable s'il fallait lire ce que veulent dire toutes ces expressions. En voici quelques-unes qu'on utilise assez souvent :

Les expressions que les enfants utilisent :

« *Ce ne sont pas tes oignons* », « *Ça ne te regarde pas* » ou « *Ne te mêle pas de ça* ». Tu vas vers des enfants qui discutent et tu leur demandes de quoi ils parlent. Ils te répondent que ce ne sont pas tes oignons. Ça veut dire que tu n'es pas concerné par ce qu'ils disent et qu'ils ne veulent pas que tu saches de quoi ils parlent. Ils ne veulent pas que tu t'en occupes.

« *J'en ai rien à faire* » ou « *Je m'en fiche* » ou encore, moins poli, « *Je m'en fous* » ou même « *Je m'en tape* ». Ça veut dire que ça ne m'intéresse pas. Si quelqu'un me parle de quelque chose qui ne m'intéresse pas, je lui dis : « Je m'en fiche ». Ça veut dire aussi que ça ne me gêne pas. Par exemple, si un petit enfant me tire la langue, je peux lui dire : « Je m'en fiche » parce que ça ne me dérange pas qu'il me tire la langue.

« *Je donne ma langue au chat* ». Je joue aux devinettes ou mon ami me demande de deviner ce qu'il va faire demain. Je cherche un peu et je ne trouve pas, alors je lui dis : « Je donne ma langue au chat », ça veut dire que j'arrête de chercher et que je veux qu'il me donne la réponse.

« *Elle est tombée dans les pommes* » veut dire qu'une personne a fait un malaise, elle est tombée et a perdu connaissance. Si on lui parle, elle ne nous entend pas. C'est un peu comme si elle s'était endormie tout d'un coup.

« *Va te faire cuire un œuf* ». Voilà une expression qui peut étonner ! Elle ne sert pas à demander de cuire un œuf. Pas du tout ! On la dit à quelqu'un qui nous agace, pour lui demander de partir et de nous laisser tranquille. On dit aussi : « *Va voir là-bas si j'y suis* ».

Cette phrase est absurde parce que si je suis ici, je ne peux pas être là-bas. C'est encore une façon de dire : « Va plus loin et laisse-moi tranquille ».

« *Je vais jeter un coup d'œil* » signifie que je vais regarder quelque chose.

« *Il me casse les oreilles* » pour dire qu'il fait trop de bruit et que ça me gêne, me fatigue ou me fait mal aux oreilles.

« *Il me casse les pieds* » veut dire qu'il m'énerve, qu'il m'agace.

« *J'ai un chat dans la gorge* » veut dire que je suis enrouée, ça me gratte la gorge.

« *Elle éclate de rire* » si elle se met à rire très fort tout d'un coup. « *Elle est morte de rire* » ou « *Elle se tord de rire* » si elle rit beaucoup.

« *Elle a un cheveu sur la langue* » lorsqu'une personne a un défaut de prononciation. Sa voix siffle un peu.

« *J'ai la crève* » veut dire que je suis malade, j'ai une petite maladie, comme un rhume par exemple.

Les expressions que les adultes utilisent :

Bien sûr, les enfants ont le droit de les utiliser, mais ce sont surtout les adultes qui parlent avec ces expressions :

« *À vol d'oiseau* » : lorsqu'on parle de la distance entre deux endroits, on dit : « C'est à 5 kilomètres à vol d'oiseau ».

Ça veut dire que c'est à 5 kilomètres en ligne droite, comme si on y allait directement, comme un oiseau qui vole. C'est une façon de faire la différence avec la distance par la route : lorsque nous allons quelque part, nous ne pouvons pas y aller en ligne droite parce que la route n'est pas droite, elle tourne, ce qui rajoute de la distance.

« *Il est débordé* » veut dire qu'il a beaucoup de travail ou beaucoup de choses à faire.

« *J'en ai gros sur la patate* ». Si quelqu'un dit ça, il veut dire qu'il est triste ou déçu. Peut-être que quelqu'un lui a dit des paroles qui sont méchantes. Peut-être qu'il voulait faire quelque chose et qu'il n'a pas pu le faire. Peut-être qu'il a raté ce qu'il a fait. Il n'est pas du tout content et ça l'embête vraiment.

« *Je suis tombé sur lui* ». Celui qui dit ça n'est pas tombé et ne s'est pas fait mal. Il veut dire qu'il a rencontré quelqu'un par hasard. Il n'avait pas prévu de le voir.

« *Il est complètement à l'ouest* » ou « *Il est dans le coltar* » ou « *Il est à côté de ses pompes* » ou « *Il a la tête dans les nuages* » ou « *Il est dans la lune* ». On dit ça de quelqu'un qui n'est pas bien réveillé, qui a oublié de faire quelque chose, qui n'a pas fait attention à ce qu'il a fait. Par exemple, il sort du magasin en laissant son sac de courses sur la caisse. On va lui dire : « Tu es complètement à l'ouest, tu fais n'importe quoi aujourd'hui ».

« *Je pédale dans la choucroute* ». Ça veut dire que je n'arrive pas à faire quelque chose. Je fais des efforts, mais je n'y comprends rien et je ne réussis pas.

Si je ne sais pas faire mon exercice, je peux dire que je pédale dans la choucroute. Imagine que je fasse du vélo dans un énorme plat de choucroute, je n'arriverais pas à avancer, les roues du vélo se coinceraient dans la choucroute. Pour l'exercice, c'est pareil, je suis coincée et je n'arrive pas à avancer et à terminer l'exercice. Alors, je dis que je pédale dans la choucroute.

« *Je m'arrache les cheveux* » ou « *Je me suis pliée en quatre* ». Ça veut dire que je fais beaucoup d'efforts pour réussir quelque chose qui est difficile. *« Il se prend la tête* » s'emploie pour dire qu'il fait des efforts et qu'il s'embête.

« *Je ne suis pas dans mon assiette* ». Je ne suis pas en forme, je ne me sens pas bien, je suis un peu malade, j'ai envie de ne rien faire et peut-être de dormir.

« *Il passe du coq à l'âne* » : il a commencé à dire quelque chose puis, tout d'un coup, il parle d'autre chose, il change rapidement de sujet. Par exemple, il parlait des fleurs et d'un coup, il parle des voitures.

« *Il se fait du mauvais sang* ». Ça veut dire qu'il est inquiet, qu'il a peur de ce qui va arriver. Par exemple, il fait nuit et l'enfant n'est pas encore rentré chez lui. Sa mère a peur qu'il ne revienne pas, elle se fait du mauvais sang.

« *Les murs ont des oreilles* ». On veut dire un secret à quelqu'un et on a peur que quelqu'un d'autre l'entende ou se cache pour nous écouter parler.

« *Il pleut à seau* », « *Il pleut des cordes* » ou « *Il pleut comme vache qui pisse* ». On le dit lorsqu'il pleut très fort.

« *Il fait un temps de chien* » ou « *Il fait un temps à ne pas mettre un chien dehors* » lorsqu'il fait un très mauvais temps : pluie, vent ou froid.

« *Il fait un froid de canard* » n'a rien à voir avec un canard. Ça veut juste dire qu'il fait très froid.

« *Il a un poil dans la main* » signifie qu'il manque de courage pour travailler, qu'il est fainéant. Il ne veut pas faire d'effort. On peut aussi dire : « *Il a un balai dans la main* » ou « *Il a un baobab dans la main* ».

« *Il m'a raccroché au nez* » s'emploie lorsqu'on téléphone à quelqu'un, qu'on se dispute avec lui et qu'il raccroche alors qu'on est encore en train de parler, sans même dire au revoir. C'est une façon très impolie de faire comprendre : « Je n'ai pas envie de t'écouter, je ne te laisse pas parler, je raccroche le téléphone ».

« *J'en ai l'eau à la bouche* » : je regarde un aliment qui me donne vraiment envie parce qu'il a l'air bon ou parce que j'aime beaucoup ça. J'ai très envie de le manger. On peut dire aussi : « *J'en salive* ».

« *Il voit la vie en rose* » ou « *Il nage dans le bonheur* » : il est très heureux.

« *Il a des idées noires* » ou « *Il broie du noir* » : il est triste et malheureux.

« *Il en a vu de toutes les couleurs* » : il a rencontré beaucoup de difficultés ou a eu des problèmes.

« *Elle n'a pas sa langue dans sa poche* » ou « *Elle a la langue bien pendue* » se dit d'une personne qui n'est pas discrète, qui dit beaucoup de choses qu'il vaudrait mieux ne pas dire.

« *Elle a une langue de vipère* » concerne une personne qui dit des méchancetés sur les gens.

« *Il n'a pas froid aux yeux* » veut dire qu'il est courageux et ose prendre des risques.

« *Il lui a passé un savon* » ou « *Il lui a remonté les bretelles* » signifie qu'il l'a beaucoup grondé.

« *Il a eu les yeux plus gros que le ventre* » : lors d'un repas, lorsqu'un enfant se sert une grosse part et qu'il ne mange pas tout parce qu'il n'a plus faim, on lui dit qu'il a les yeux plus gros que le ventre. En regardant le plat avec ses yeux, il avait très faim, mais quand les aliments arrivent dans son ventre, il se rend compte qu'il y en a trop. Cette expression est presque logique.

« *Il a pris ses jambes à son cou* » : il a eu peur et s'est sauvé en courant.

« *Il s'est jeté dans la gueule du loup* » : il s'est mis tout seul dans une situation embêtante ou dangereuse, il s'est attiré des ennuis.

« *Il jette de l'huile sur le feu* » : il aggrave la situation ou la dispute. Par exemple, Pierre et Paul sont fâchés. J'ai dit à Paul que Pierre ne l'aime pas et j'ai dit à Pierre que Paul a dit qu'il est bête. Maintenant, ils sont encore plus fâchés et ne veulent plus être amis. C'est à cause de moi, j'ai jeté de l'huile sur le feu.

« *Il lui cherche des poux dans la tête* » : il l'embête, lui dit des choses désagréables. On dirait qu'il veut se disputer avec lui.

« *C'est comme chercher une aiguille dans une botte de foin* » se dit d'une situation où on a très peu de chance de réussir. C'est tellement difficile de réussir qu'il paraît plus facile de trouver une petite aiguille dans un gros tas de foin, alors que c'est quasiment impossible.

« *Il est comme un poisson dans l'eau* » veut dire qu'il se trouve très à l'aise, il se trouve bien dans un endroit ou une situation. Par exemple, un très bon élève est très content d'aller à l'école puisque c'est un endroit où il réussit et où on lui fait des compliments sur son travail. On dit qu'à l'école, il est comme un poisson dans l'eau.

« *Il a retourné sa veste* » veut dire qu'il a changé d'avis ou changé de camp. C'est une expression qu'on utilise surtout pour les hommes politiques qui sont dans un parti politique et qui en changent. Ça signifie un peu qu'on ne peut pas leur faire confiance.

« *Elle a fondu en larmes* » : elle s'est mise à pleurer très fort tout d'un coup.

« *Il a vu rouge* » s'il s'est mis en colère. On dit aussi : « *Il est rouge de colère* » ou « *Il est entré dans une colère noire* » pour dire qu'il est très en colère.

« *Ils se sont pris le chou* » : ils se sont disputés.

« *Je dois prendre des gants pour le lui dire* » se dit quand on doit dire quelque chose à quelqu'un qui risque de mal réagir, d'être vexé, de s'énerver.

Je fais attention de le dire gentiment pour que celui à qui je le dis réagisse bien, ne soit pas en colère.

« *Je le caresse dans le sens du poil* » a un peu le même sens. Ça signifie que j'essaye de ne pas le contrarier, de ne pas le mettre en colère. Je lui dis ce qu'il a envie d'entendre.

« *Elle va avoir les chevilles qui enflent* » ou « *Elle va prendre la grosse tête* » pour dire qu'elle va devenir prétentieuse, frimer, dire qu'elle est la meilleure.

« *Il a mis les pieds dans le plat* » veut dire qu'il a fait une gaffe, il a dit quelque chose qu'il ne devait pas dire.

« *Il doit se serrer la ceinture* ». Il n'a pas beaucoup d'argent et doit essayer d'acheter le moins de choses possible pour dépenser le moins d'argent possible. Il doit se priver.

« *Il est dans de beaux draps* », il est dans une situation délicate ou dangereuse, il a des ennuis. On dit aussi : *« On n'est pas sorti de l'auberge »* pour dire qu'on va avoir des problèmes longtemps.

« *Il est vert de jalousie* » : il est très jaloux.

« *J'ai d'autres chats à fouetter* » : je n'ai pas de temps à perdre avec ça, j'ai d'autres choses plus importantes à faire.

« *Il y a de l'eau dans le gaz* » se dit lorsque deux personnes ne s'entendent plus très bien. On le dit surtout lorsqu'un homme et une femme qui étaient amoureux semblent ne plus beaucoup s'aimer.

« *Elle n'y a vu que du feu* ». On le dit lorsqu'on a réussi à tromper quelqu'un ou lui faire croire un mensonge.

Si la personne n'a pas du tout vu qu'on lui ment, on dit qu'elle n'y a vu que du feu.

« *Il a vendu la mèche* » Il ne devait pas dire quelque chose parce que c'était un secret, mais il l'a dit quand même.

« *Il a passé l'arme à gauche* » ou « *Il mange les pissenlits par la racine* » veulent dire à peu près la même chose : « Il est mort ».

« *Il a le feu au plancher* » veut dire que son pantalon est trop court et que le bas du pantalon est trop haut par rapport au plancher, comme si un feu sur le plancher avait commencé à le brûler.

« *Il m'a regardé de travers* » : il m'a regardé avec un regard pas du tout gentil, il n'a pas l'air d'être content après moi, il me reproche sûrement quelque chose. On peut parler aussi du « *regard qui tue* » ou du « *regard noir* ». Ce sont les regards qu'on fait pour regarder une personne qui nous a mis en colère.

« Il n'a pas levé le petit doigt » : il aurait pu m'aider, mais n'a rien fait. Il m'a laissée me débrouiller toute seule. Au contraire, s'il m'a aidée, je dirai : « *Il m'a donné un coup de main* » ou « *Il m'a donné un coup de pouce* ».

« *Elles se serrent les coudes* ». Lorsque des personnes ont des problèmes et qu'elles s'aident, elles sont solidaires.

« Il s'en mord les doigts » veut dire qu'il regrette. Il aurait voulu faire autrement, mais maintenant c'est trop tard. Il a fait quelque chose de mal et il le regrette.

Ou alors, il n'a pas fait quelque chose qu'il voulait faire et maintenant c'est trop tard, il ne peut plus le faire, il regrette. On dit qu'il s'en mord les doigts.

« *Tu as perdu ta langue ?* ». Cette expression est utilisée par les adultes lorsqu'ils posent une question à un enfant et que celui-ci ne leur répond pas. C'est une façon de le taquiner. L'adulte qui pose cette question sait très bien que l'enfant a toujours sa langue. Il pose la question parce qu'il sait que l'enfant va peut-être répondre : « Non » alors l'adulte aura gagné, il aura réussi à faire parler l'enfant.

« *Je suis tombée des nues* » ou « *Je n'en reviens pas* » ou « *Ça m'en bouche un coin* ». Ça signifie qu'on est très étonné. Ça veut dire : « J'ai du mal à le croire, ça me surprend beaucoup ».

« *Il m'a donné le feu vert* ». J'attendais un ordre ou une autorisation pour faire quelque chose. Il m'a donné son accord : « Ça y est, tu peux le faire ». Je peux commencer, je peux démarrer ce que je voulais faire, comme une voiture qui démarre au feu vert.

« *Ils sont sur la même longueur d'onde* » ou, un peu pareil, « *Ils sont comme les deux doigts de la main* » ou « *Ils sont cul et chemise* ». Ces expressions se disent de personnes qui s'entendent très bien entre elles, qui s'aiment bien et sont très amies.

« *Quand les poules auront des dents* » signifie : «Ça n'arrivera jamais ».

« *Elle lui a posé un lapin* ». Ils avaient rendez-vous et elle n'est pas venue au rendez-vous. Elle ne l'a pas prévenu et il a attendu pour rien.

« *Il a appuyé sur le champignon* » : il a roulé très vite, il a beaucoup appuyé sur l'accélérateur.

« *Elle dévore les livres* ». Non, elle ne les mange pas, elle les lit seulement. Dévorer les livres signifie adorer lire et lire beaucoup.

« *Il a passé l'éponge* » se dit après une dispute. Ça veut dire qu'il a pardonné, qu'il souhaite oublier la dispute.

« *Il lui a tiré les vers du nez* ». Ça veut dire qu'il l'a interrogé pour lui faire dire quelque chose qu'il ne voulait pas dire. Et il a réussi à lui faire dire ce qu'il voulait savoir.

« *Je suis lessivée* » ou « *Je suis crevée* ». Je ne suis pas passée à la machine à laver. Je n'ai pas crevé comme un pneu de voiture. Je veux dire que je suis très fatiguée.

Il y a vraiment beaucoup d'expressions, mais les enfants les utilisent peu. Il y a donc peu de risques que tu ne comprennes pas ce que disent les enfants. Par contre, c'est plus difficile de comprendre les adultes. Le conseil que je peux te donner, c'est d'oser demander : « Qu'est-ce que ça veut dire, je n'ai pas bien compris ». C'est vraiment le meilleur moyen de progresser. Ça arrive à tout le monde de ne pas comprendre ce que disent les gens. Parfois, on ne comprend pas parce que :

* La personne a parlé trop vite.

* La personne n'a pas parlé assez fort, on n'a pas entendu.

* Il y a du bruit autour, on n'a pas entendu.

* La personne a un accent étranger ou un accent français (comme dans le midi de la France). On n'est pas habitué à entendre cet accent alors on ne comprend pas bien.

* La personne a utilisé un mot ou une expression qu'on ne connaît pas. Personne ne connaît tous les mots et toutes les expressions. Même le plus intelligent ou celui qui a le plus de mémoire ne peut pas connaître tous les mots qui existent.

Plus tu oseras demander aux gens de t'expliquer ce qu'ils ont dit, plus tu progresseras et plus tu pourras comprendre ce que tu entends. Si tu n'oses pas leur poser la question, garde les mots ou les expressions dans ta tête ou écris-les sur une feuille ou un petit carnet, puis demande ce que ça veut dire à tes parents ou à ton professeur.

Ce qui est vraiment bien chez les Asperger, c'est qu'ils ont beaucoup de mémoire. Dès que tu sais ce que veut dire une expression, tu peux t'en rappeler. La prochaine fois que tu l'entendras, tu devrais la comprendre.

Le langage non verbal : dire sans mot

Nous savons parler avec des mots, mais aussi sans prononcer de mot. C'est ce langage sans mot qui te pose le plus de problèmes pour comprendre ce que les autres veulent dire.

* On peut dire des choses avec son visage. Les expressions du visage disent ce qu'on ressent, si on est triste ou content. Le sourire fait partie de ce langage du visage. On peut aussi froncer les sourcils, faire différentes grimaces.

* On peut dire des choses avec un regard. Un regard peut être gentil ou méchant. Quand on est fâché après un enfant, on dit qu'on lui « *fait les gros yeux* » pour dire que notre regard est en colère. On peut avoir un regard triste, un regard effrayé, un regard étonné. On peut avoir un regard fuyant qui fait semblant de ne pas regarder et qui dit : « Tu ne m'intéresses pas, je ne veux pas te regarder » ou « Tu me fais peur ».On peut avoir un regard insistant qui dit : « Regarde, je m'intéresse à toi, viens me voir, viens me parler ».

* On peut dire des choses avec le souffle. Il peut servir à dire qu'on est impatient et qu'on ne veut plus attendre. Il peut dire qu'on est soulagé, on a eu peur et on a fini d'avoir peur. Il peut montrer aussi qu'on est désolé. Une personne a des problèmes et ça nous désole, on trouve ça dommage, on est un peu triste.

* On peut dire des choses avec des mouvements. Si on soulève les épaules, ça veut dire qu'on se résigne : « Tant pis, on ne peut pas faire autrement, il faut accepter la situation ». Les haussements d'épaules peuvent dire différentes choses. C'est la situation qui permet de comprendre, c'est ce qui se passe au moment où la personne soulève les épaules qui permet de savoir ce qu'elle veut dire en haussant les épaules. Les mouvements de la main servent aussi à dire plein de choses, selon la vitesse où la main se déplace, selon la position ou le mouvement de la main. On peut aussi s'exprimer en levant les sourcils.

* On peut aussi dire des choses avec la posture du corps. Devant une personne qui nous fait peur, on ne se tient pas de la même façon que devant une personne qu'on aime beaucoup et dont on n'a pas peur.

* On peut dire des choses avec le ton de sa voix. On ne parle pas de la même manière lorsqu'on est triste que lorsqu'on est très content. Par exemple, une personne très triste parle moins vite qu'une personne très contente.

Il est quasiment impossible de t'expliquer dans un livre, le sens des différents soupirs, des regards, des mouvements, des tons de la voix. C'est un apprentissage que tu dois faire avec de vrais gens.

* Si tu observes beaucoup les gens et que tu écoutes attentivement ce qu'ils disent, tu vas apprendre à reconnaître le langage sans mot, le langage non-verbal : par exemple, il dit qu'il ne veut plus attendre et il soupire de cette façon (très fort). Lorsque tu auras vu plusieurs fois des gens soupirer de cette manière et dire qu'ils ne veulent plus attendre, tu réussiras à reconnaître le soupir d'impatience. Il est assez rare que les gens disent simplement : « Je ne veux plus attendre ». Ils disent plutôt : « J'en ai marre d'attendre », « Qu'est-ce que c'est long, ça fait trois heures que j'attends » (même si ça ne fait que quelques minutes), « J'en ai marre, elle ne pourrait pas se dépêcher ? », « Bon, je ne vais pas attendre toute la journée ».

* Ce n'est pas facile du tout d'apprendre à reconnaître le langage sans mot, uniquement en observant les autres. Tu auras sûrement besoin d'aide. Tu peux te faire aider par tes parents. Lorsque tu vois une personne qui fait un mouvement ou un regard que tu ne comprends pas, demande à tes parents de te l'expliquer : « Pourquoi le monsieur il soupire comme ça ? », « Pourquoi il tend la main comme ça, il veut dire quoi ? ».

* Il existe des psychologues ou des neuropsychologues qui peuvent t'aider à apprendre tout ça, en utilisant des photos de gens ou en te faisant jouer de petits sketchs comme au théâtre. Dans ces sketchs, il y a une personne qui fait un mouvement, un regard ou un souffle. Avec ces petits sketchs, tu apprends à reconnaître ce que ça veut dire.

Les émotions

Tu as du mal à reconnaître les émotions sur les visages, à deviner ce que les autres ressentent parce que tu ne reconnais pas bien les visages et ne voit que des détails au lieu de voir le visage en entier. Mais aussi parce que tu ne comprends pas bien à quoi correspondent les émotions. Tu ne connais pas parfaitement ce que sont les différentes émotions. Tu ne sais pas bien si tu es content ou pas, triste ou non. En grandissant, tu apprends à connaître les émotions, mais quand tu étais plus jeune, sans doute que tu ne savais pas bien reconnaître et exprimer tes émotions.

Qu'est-ce qu'une émotion ? Le dictionnaire nous dit qu'une émotion est la manifestation d'un sentiment. Un sentiment déclenche une émotion. Si j'aime quelque chose, le sentiment « aimer, apprécier, adorer » va se traduire par un plaisir à voir la chose. Par exemple, j'aime beaucoup la montagne, je trouve ça très beau. La montagne me plaît beaucoup et déclenche chez moi l'émotion de plaisir.

Au contraire, si je vois quelque chose que je n'aime pas du tout, ça va me déplaire, m'ennuyer ou me mettre en colère. La colère est l'émotion qui va avec le sentiment « n'aime pas ».

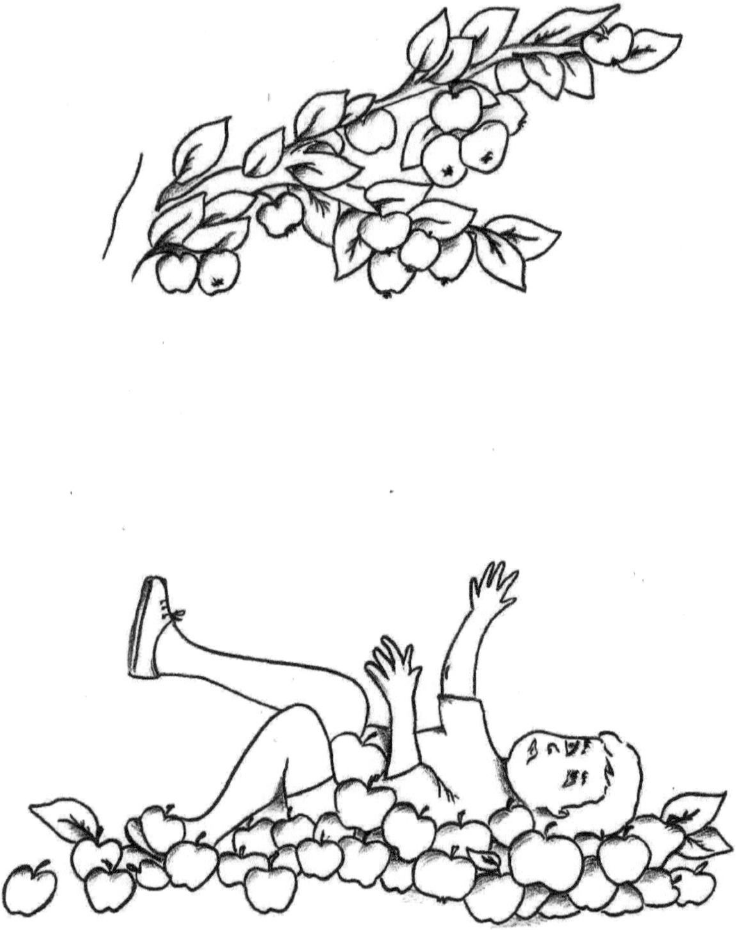

Il est tombé dans les pommes.

(Il s'est évanoui, a perdu connaissance)

Les conventions sociales

L'enfant Asperger ne comprend pas bien les conventions sociales. Il ne sait même pas que ça existe. Qu'est-ce qu'une convention sociale ? C'est une règle qui permet de bien s'entendre avec les autres. C'est une règle qui est convenue, décidée entre plusieurs personnes, pour mieux s'entendre.

Sais-tu ce que ça veut dire « bien s'entendre » ? Ça veut dire : être bien avec les autres, trouver leur présence agréable, ne pas se disputer avec eux, être amis.

Il y a beaucoup de conventions sociales et, parfois, les enfants les apprennent en regardant ce qui se passe autour d'eux. Les parents leur expliquent aussi comment ils doivent se comporter, ce qu'ils peuvent dire ou ne pas dire, mais beaucoup de conventions sociales s'apprennent toutes seules, seulement en regardant comment se comportent les autres. L'enfant Asperger ne peut pas apprendre facilement les conventions sociales. Quand on lui explique ces conventions, il ne les comprend pas bien et n'arrive pas à les appliquer.

Je vais te donner quelques exemples pour que tu comprennes ce qu'est une convention sociale et que tu les connaisses un peu plus. Pour te sentir bien avec les autres et pour que les autres se sentent bien avec toi, tu dois connaître un minimum de ces conventions sociales.

Il y a des choses qu'on a le droit de dire parce que la loi et le règlement de l'école ne les interdisent pas, mais il faut éviter de les dire. On a le droit de les dire, mais ce n'est pas bien. En grandissant, tout le monde apprend ce qu'il ne faut pas dire. Pour un Asperger, c'est difficile de savoir ce qu'on peut dire et ce qu'on ne doit pas dire.

Il faut éviter de dire tout ce qui peut déranger, ce qui n'est pas agréable à entendre. Il ne faut pas dire à quelqu'un qu'il est laid, moche, pas beau, parce qu'il est sûrement triste de ne pas être plus beau. Si on lui dit qu'il n'est pas beau, il va être triste ou vexé. Et puis, il va être en colère après toi, ne plus avoir envie de te parler ou d'être avec toi. Certains te diront que c'est mal élevé de dire aux gens quels sont leurs défauts. Ce n'est pas bien de dire à quelqu'un qu'il est laid, mais aussi qu'il est bête, qu'il est vieux, qu'il n'a plus beaucoup de cheveux sur la tête, qu'il est trop gros ou tout ce qui peut le gêner et le rendre triste.

Quand deux personnes parlent ensemble, c'est mal élevé de leur couper la parole. Il faut attendre qu'elles aient fini de parler pour leur parler. Sinon, elles ne seront pas tristes ou vexées, mais ça va les déranger ou les mettre en colère qu'on les empêche de terminer leurs phrases.

Quand on est très pressé, qu'on marche très vite et que tout à coup, quelqu'un devant nous nous empêche d'avancer et nous ralentit, on ne doit pas le bousculer pour passer. C'est mal poli, ça peut le vexer, lui donner l'impression qu'il ne compte pas. Ça peut aussi le faire tomber et lui faire mal. C'est mal élevé de bousculer les gens. « Ça ne se fait pas » comme on dit. Quand je bouscule quelqu'un ou que je le dérange sans faire exprès, je dois lui demander pardon pour lui montrer que je suis désolée, que je regrette ce que je lui ai fait. Je ne voulais pas l'embêter et ça me perturbe de l'avoir dérangé quand même.

Lui demander pardon signifie que je le respecte. Je trouve qu'il compte pour quelque chose : il a une valeur et je n'ai pas le droit de le déranger. Demander pardon fait partie de la politesse.

La politesse est une convention sociale. La politesse rend les relations entre les gens plus agréables. Je dis : « Bonjour », « Merci », « S'il te plait », je suis polie. Les autres ont envie d'être gentils avec moi si je suis polie avec eux. C'est beaucoup plus agréable pour tout le monde lorsque les gens sont polis. Les gens qui ne sont pas polis se disputent plus facilement. La politesse permet d'avoir de meilleures relations avec les autres, de moins se disputer, de se sentir bien ensemble.

Lorsqu'une personne nous raconte quelque chose qui ne nous intéresse pas, on doit montrer qu'on l'écoute et qu'on s'intéresse à ce qu'elle dit. On fait semblant de s'intéresser. C'est très désagréable de parler à quelqu'un qui n'écoute pas et qui ne semble pas s'intéresser à ce qu'on lui dit. Ça nous rend triste Alors, quand quelqu'un nous parle, on doit faire l'effort de l'écouter parce qu'on ne veut pas qu'il soit triste.

Toutes ces conventions sociales sont difficiles à comprendre pour un Asperger. L'autiste et l'Asperger ont une déficience en habiletés sociales, ce qui veut dire, en langage plus clair, qu'ils ne savent pas bien se comporter normalement avec les gens et qu'ils ne les comprennent pas. Heureusement, il est possible d'apprendre ces habiletés sociales, en observant, en posant des questions (à tes parents par exemple) ou en se faisant aider par un psychologue spécialisé dans la rééducation des comportements sociaux.

Troisième partie

Comment faire pour aller mieux ?

Comprendre tout ce qui t'entoure

Tu ne comprends pas toujours ce que les gens disent, ce qu'ils veulent, pourquoi ils réagissent de cette façon.

Observer, poser des questions, se renseigner

Comme tous les enfants, tu peux apprendre beaucoup de choses sur les gens en les regardant, en les écoutant, en les observant.

Tu peux prendre l'habitude de porter sur toi, un petit carnet dans lequel tu notes toutes les choses que tu ne comprends pas et les questions que tu te poses. Le soir, tu relis ce que tu as noté et tu en parles avec tes parents.

Internet est un outil fabuleux pour trouver des réponses. Tu peux t'en servir pour te renseigner sur un sujet qui t'intéresse, pour préparer un travail pour l'école ou même discuter.

Sais-tu ce qu'est un moteur de recherche ? Peut-être que tu sais parfaitement te servir d'un ordinateur et d'internet. Sinon, je t'explique comment t'en servir. Je ne prétends pas t'apprendre à utiliser internet, le mieux étant toujours de demander à tes parents. Je veux seulement que tu saches ce que tu peux faire avec.

Un moteur de recherche est un service d'internet qui permet de trouver de nombreux sites à partir d'un mot ou d'une phrase. Si tu cherches des informations sur le Musée du Louvre, tu écris « Musée du Louvre » dans la fenêtre qui se trouve en haut, dans Google par exemple. Google est le plus connu des moteurs de recherche, mais il en existe d'autres. Tu cliques ensuite sur la petite loupe et une page s'ouvre. Tu as le choix entre plusieurs sites. Si tu souhaites des images et des photos uniquement, tu vois à gauche de cette page, le mot « Images ». Tu cliques dessus et tu as accès à de très nombreuses photos en relation avec le Musée du Louvre. Tu peux aussi choisir de voir uniquement des plans et des cartes pour situer le musée.

Internet te permet donc de te documenter sur tous les sujets qui t'intéressent. Tu peux aussi y trouver des informations et des photos pour préparer un exposé.

Tu peux y trouver des réponses. Par exemple, tu entends une expression que tu ne connais pas. Tu la notes dans ton petit carnet et, le soir, tu l'écris dans un moteur de recherche. Par exemple, si je tape : « Il est tombé dans les pommes » et que je choisis le premier site proposé par Google, je trouve la signification : « Perdre connaissance, s'évanouir ».

Tu peux aussi discuter sur des forums de personnes qui te ressemblent. Un forum est un site où plusieurs personnes peuvent écrire des messages, répondre aux messages qui sont déjà écrits, discuter et se faire des amis. Il y a des forums pour les passionnés de poissons si tu t'intéresses aux poissons, des forums de timbres si tu collectionnes les timbres. Il y a aussi des forums d'enfants surdoués si tu es surdoué et même des forums d'Asperger sur lesquels tu peux parler de tes difficultés et poser tes questions.

Il y a énormément de forums, pour tous les sujets : les collections, le jardinage, les enfants, la médecine, les animaux et plein d'autres sujets.

Mais attention, chercher des informations et surtout discuter sur internet peut être dangereux : des personnes méchantes profitent d'internet pour voler de l'argent ou faire du mal aux enfants. Tu ne dois pas utiliser internet si tes parents ne sont pas d'accord. Tu ne dois jamais donner ton nom, ton adresse et ton numéro de téléphone ni mettre une photo de toi sur internet. Si tu discutes sur un forum, inscris-toi avec un pseudo, c'est un faux nom. Ça peut être un mot qui ne veut rien dire, le nom d'un personnage (Mickey ou Babar), le nom de ton chien. N'importe quel mot peut convenir, mais ne donne jamais ton vrai nom ou ton prénom. Si une personne te donne un rendez-vous, parles-en à tes parents, même si cette personne dit qu'elle a ton âge. Des adultes font croire qu'ils sont enfants ou adolescents puis donnent des rendez-vous à des enfants pour leur faire du mal. Si quelqu'un te paraît bizarre sur internet, parles-en à tes parents.

Tes parents te connaissent bien et t'aiment. Tu peux leur faire confiance et leur dire tout ce qui t'inquiète ou te paraît étrange dans le comportement des gens, que ce soit sur internet ou à l'école, dans la rue ou ailleurs. N'hésite jamais à parler de tes inquiétudes à tes parents.

Les rééducations

Quelques psychologues et neuropsychologues proposent des rééducations des comportements sociaux qui ont pour but d'apprendre à comprendre les autres, à savoir comment réagir selon les situations. Ils apprennent aux autistes et aux Asperger à reconnaître les émotions et les expressions des visages, pour savoir si le visage est joyeux, triste, en colère ou autre chose. Ils enseignent comment réagir face à une personne en colère, face à une personne agressive ou face à des situations inquiétantes. Ils font réfléchir à tout ce qu'il ne faut pas dire, par exemple, on ne doit pas dire à quelqu'un qu'il est laid ou trop gros parce que ça peut le rendre triste. Ils organisent de petites pièces de théâtre ou plutôt de petits sketchs pour que les Asperger puissent s'entraîner à aller parler à des personnes qu'ils ne connaissent pas ou pour s'entraîner à avoir la bonne réaction. Ils apprennent à se comporter comme tout le monde. Ces rééducations sont proposées aux enfants dès l'âge de trois ans.

Il y a quelques années, on pensait que les autistes et les Asperger avaient surtout besoin de voir un psychologue ou un psychiatre pour régler leurs problèmes psychologiques. On pensait qu'ils avaient une maladie psychiatrique comme les fous et qu'ils devaient être soignés par un psychiatre. On s'est ensuite rendu compte que le problème n'est pas psychologique, mais neurologique. Leurs problèmes ne viennent pas d'une mauvaise éducation ni d'une mère qui ne les aime pas assez. Ça vient d'un problème au niveau du cerveau. Leur cerveau est différent.

Beaucoup d'Asperger trouvent que c'est dur de vivre en étant Asperger, ils ont besoin, parfois, d'un psychologue pour les aider à mieux se comprendre et à aller mieux. Certains ne sont pas heureux parce que c'est très compliqué de comprendre les autres, parce qu'ils ont souvent peur, parce qu'ils ne se sentent pas normaux, parce qu'ils sont fatigués de faire toujours des efforts. Un psychologue peut les aider.

D'autres rééducateurs peuvent aider l'enfant Asperger : le psychomotricien et l'ergothérapeute pour améliorer ses gestes et son écriture et l'orthophoniste pour lui permettre de mieux comprendre ce qu'on lui dit.

Se faire des amis

Pour se faire des amis, il vaut mieux choisir des enfants qui te conviennent et qui te ressemblent un peu : ils doivent être calmes, gentils, aimer lire et apprendre de nouvelles choses.

Peut-être que ces enfants qui te paraissent intéressants ne voudront pas jouer ou parler avec toi, mais c'est avec des enfants calmes et gentils comme toi que tu as le plus de chances de pouvoir être ami. Si tu choisis des enfants qui aiment courir, chahuter, crier et qui n'aiment pas lire et parler de leurs lectures, il y a encore moins de chances que tu puisses devenir leur ami et que tu puisses passer de bons moments avec eux.

Si tu souhaites vraiment avoir des amis, il faut faire des efforts. Pour un autre enfant, c'est facile de se faire des amis, mais pour toi, c'est beaucoup plus difficile. Les autres enfants ne te comprennent pas et ont un peu peur de toi. Il faut trouver une solution à ces deux problèmes :

* Si les enfants ont un peu peur de toi, c'est que tu as des comportements qui leur font peur. Essaye de comprendre ce qui leur fait peur afin de réduire ces comportements. Si tu ne réussis pas à trouver tout seul quels sont ces comportements qui les gênent et leur font peur, tu peux demander à tes parents ou à ton professeur de t'aider à comprendre. Je vais te donner quelques exemples de comportements.

Peut-être que tu vas trouver des exemples qui te correspondent. Il y a chez la plupart des Asperger plusieurs comportements qui peuvent entraîner de la peur chez les autres. L'enfant Asperger a des réactions et des attitudes bizarres que les autres ne comprennent pas : il crie, se sauve, se couvre les yeux pour ne pas voir, se balance, tape ou bouscule. Les autres ne savent pas pourquoi il réagit de cette façon. Son langage peut paraître étrange aussi : il utilise des mots d'adulte et parle avec un léger accent. Il parle toujours de la même chose et en plus, il semble ne pas écouter ce qu'on lui dit. Si tu arrives à repérer les comportements qui peuvent faire peur aux autres, essaye de comprendre pourquoi tu as ces comportements : peur, habitude, besoin de calme ?

Il faudrait, même si ce n'est pas facile, que tu réussisses à t'empêcher d'avoir ces comportements. Tu y arriveras de mieux en mieux en grandissant. Mais ça va prendre du temps. Alors, en attendant, le mieux est d'expliquer aux autres, pourquoi tu as ces comportements. Si tu cries, dis ensuite aux enfants que tu n'as pas fait exprès de crier : tu as crié parce que tu as eu peur ou que quelque chose était trop difficile à supporter pour toi. Si tu te bouches les oreilles, dis-leur que pour toi, le bruit est beaucoup trop fort, que ça te fait une tempête dans la tête et que c'est très désagréable. Si tu te balances et qu'ils trouvent ça bizarre, dis-leur que tu te sens anxieux, que quelque chose t'angoisse, te fait peur et que tu as besoin de te balancer un peu pour te rassurer, pour te calmer. Dis-leur surtout que tu es plus sensible qu'eux, que tu entends parfois très fort, que lorsqu'on te touche, c'est désagréable ou ça fait mal, que lorsqu'ils courent, ça te gêne beaucoup. Ils comprendront que tu n'es pas fou ou anormal, mais que beaucoup de choses sont difficiles à supporter pour toi et que c'est pour ça que tu réagis bizarrement.

* Si les enfants ne te comprennent pas, c'est parce qu'ils ne savent rien sur l'autisme et le syndrome d'Asperger. Pour qu'ils aient envie de mieux te connaître, il faut leur expliquer en quoi tu es différent. Ils doivent savoir que ce n'est pas de ta faute, que tu ne peux pas être autrement. Ils doivent savoir que tu ne les comprends pas toujours, que tu ne les reconnais pas en regardant leur visage, que tu ne sais pas si leur visage est content ou triste et que tu ne peux pas imaginer ce qu'ils ressentent. Le mieux, c'est que ton professeur ou un de tes parents vienne expliquer tout ça à tous les enfants de ta classe.

Si les enfants te connaissent mieux, s'ils savent ce qui est difficile pour toi, s'ils savent que tu n'es pas fou, ils auront beaucoup plus envie d'être avec toi, de te parler, de jouer avec toi.

Enfin, être avec quelqu'un nécessite un échange : il t'écoute et tu l'écoutes. Il s'intéresse à toi et toi aussi tu dois t'intéresser à lui. Les enfants Asperger parlent souvent sans se soucier des autres. Ils parlent des sujets qui les intéressent sans se demander si les autres sont contents d'entendre toujours parler de la même chose. Eh bien non, les autres ne sont pas contents d'entendre toujours la même chose. Pour une personne qui n'est pas autiste ou qui n'est pas Asperger, faire toujours la même chose ou entendre quelqu'un parler toujours du même sujet, ce n'est pas agréable, c'est ennuyeux. Si un enfant veut te parler des dinosaures et que toi, tu ne veux parler que des tracteurs parce que c'est ta passion, chacun doit faire l'effort d'écouter l'autre. L'autre enfant doit faire l'effort de t'écouter. Tu dois faire l'effort de ne pas parler tout le temps des tracteurs et tu dois faire l'effort d'écouter ce qu'il veut te dire. C'est quelque chose qui est très difficile pour un Asperger, de parler d'un autre sujet que de celui qui le passionne.

Mais c'est indispensable si tu veux avoir des amis, si tu veux parler avec les enfants de ton âge. Aucun enfant n'acceptera de t'écouter parler toujours du même sujet. Les adultes font l'effort de t'écouter, mais les enfants ne peuvent pas faire cet effort-là.

Conclusion

J'espère que ce petit livre t'aura permis de mieux comprendre ton syndrome d'Asperger ou ton autisme. Il fait partie de toi et tu dois apprendre à vivre avec. C'est un obstacle qui complique ta vie et qui rend plus difficile ton adaptation. Beaucoup de choses sont plus fatigantes, inquiétantes et difficiles pour toi. Mais tu peux réussir à comprendre les autres et te sentir bien avec eux. La plupart des adultes Asperger y sont arrivés et tu le peux, toi aussi. À force d'observations, d'apprentissages et d'efforts, tu finiras par comprendre ce qu'on te dit, même si ce n'est pas bien dit. Tu finiras par comprendre les comportements des autres. Tu finiras par t'adapter au monde, ce monde qui est le tien autant qu'il est le nôtre, ce monde que nous partageons malgré nos différences.

Des autistes et des Asperger sont connus pour leur réussite. Ils ont écrit des livres qui montrent que tout est possible pour un autiste, même si c'est plus difficile. Temple Grandin en est le parfait exemple. Atteinte d'un autisme de haut niveau, elle n'a parlé qu'après l'âge de quatre ans. Aujourd'hui, elle est professeur d'université. Elle est très connue dans son pays, le Colorado et dans le monde entier. Daniel Tammet est un Asperger anglais. Tous les deux, ils racontent dans leurs livres, leur autisme et leur parcours pour être ce qu'ils sont aujourd'hui : des adultes qui ont une vie réussie et heureuse.

Être heureux en étant autiste est un défi de chaque instant, mais tu peux y arriver. Pour cela, tu dois garder confiance en toi et en tes parents.

Je te souhaite bonne chance !

Bibliographie

Livres pour enfants

GRAND Claire, *Toi qu'on dit surdoué*, L'Harmattan 2011.

HADDON Mark, *Le bizarre incident du chien pendant la nuit*, Pocket 2004 ou, en livre de poche, Pocket 2005.

MARLEAU Brigitte, *Lolo, l'autiste*, Boomerang 2007.

Livres pour adultes

ATTWOOD Tony, *Le syndrome d'Asperger. Guide complet*, De Boeck 2010.

BARRON Judy, *Moi, l'enfant autiste*, J'ai lu 2000.

DONVILLE Barbara, *Vaincre l'autisme*, Odile Jacob 2008.

FAHERTY Catherine, *Asperger, qu'est-ce que c'est pour moi ?*, Autisme France diffusion 2007.

GRANDIN Temple, *Ma vie d'autiste*, Odile Jacob 2010.

LEDGIN Norm, *Ces autistes qui changent le monde*, Salvator 2008.

NAZEER Kamran, *Laissez entrer les idiots. Témoignage d'un autiste*, Points 2007.

TAMMET Daniel, *Je suis né un jour bleu*, Les Arènes 2007 ou, en livre de poche, J'ai lu 2009.

VERMEULEN Peter et ROGÉ Bernadette, *Comment pense une personne autiste ?*, Dunod 2005.

Table des matières

L'HARMATTAN, ITALIA
Via Degli Artisti 15; 10124 Torino

L'HARMATTAN HONGRIE
Könyvesbolt ; Kossuth L. u. 14-16
1053 Budapest

L'HARMATTAN BURKINA FASO
Avenue Mohamar Kadhafi (Ouaga 2000) – à 200 m du pont échangeur
12 BP 226 OUAGADOUGOU
(00226) 50 37 54 36
harmattanburkina@yahoo.fr

ESPACE L'HARMATTAN KINSHASA
Faculté des Sciences sociales,
politiques et administratives
BP243, KIN XI
Université de Kinshasa

L'HARMATTAN CONGO
67, av. E. P. Lumumba
Bât. – Congo Pharmacie (Bib. Nat.)
BP2874 Brazzaville
harmattan.congo@yahoo.fr

L'HARMATTAN GUINÉE
Almamya Rue KA 028, en face du restaurant Le Cèdre
OKB agency BP 3470 Conakry
(00224) 60 20 85 08
harmattanguinee@yahoo.fr

L'HARMATTAN CÔTE D'IVOIRE
M. Etien N'dah Ahmon
Résidence Karl / cité des arts
Abidjan-Cocody 03 BP 1588 Abidjan 03
(00225) 05 77 87 31

L'HARMATTAN MAURITANIE
Espace El Kettab du livre francophone
N° 472 avenue du Palais des Congrès
BP 316 Nouakchott
(00222) 63 25 980

L'HARMATTAN CAMEROUN
BP 11486
Face à la SNI, immeuble Don Bosco
Yaoundé
(00237) 99 76 61 66
harmattancam@yahoo.fr

L'HARMATTAN SÉNÉGAL
« Villa Rose », rue de Diourbel X G, Point E
BP 45034 Dakar FANN
(00221) 33 825 98 58 / 77 242 25 08
senharmattan@gmail.com

636190 - Janvier 2016
Achevé d'imprimer par

1livre.com
du rêve à la réalité !